健康とくらしに役立つ心理学

金政祐司　大竹恵子　編著

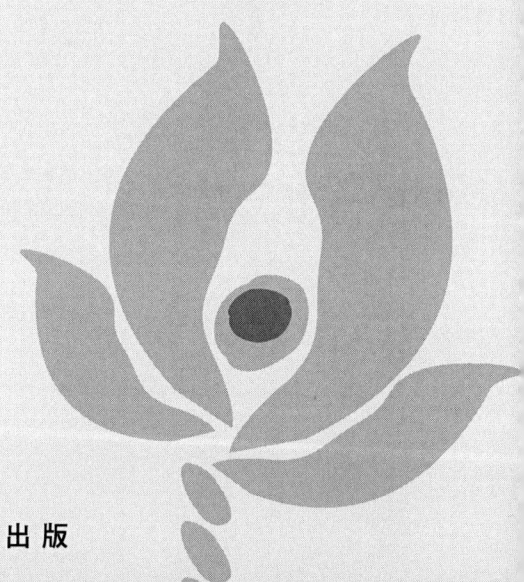

北樹出版

はじめに

　この本にどのようなタイトルをつけようか……。かなり悩みました。海を眺めてみたり，公園を散歩してみたりしながらいろいろと考えた結果，タイトルに"役立つ"という言葉を入れようと思うに至り，「健康とくらしに役立つ心理学」と名づけることにしました。なぜ"役立つ"という言葉を入れたかったのかというと，私がこの"役立つ"という言葉の意味について最近考える機会が増えたからです。

　心理学は果たして何の役に立つのか，という疑問を投げかけられることがあります。心理学は，ビデオデッキのように見たいドラマを録画して，後で見るというように役に立つわけではありませんし，車のように行きたい場所に短時間で行けるようになるような役の立ち方もしません。しかし，心理学は，新しいものの見方やとらえ方，今までに自分になかった考え方をするために役立つ知識や情報を提供してくれます。つまり，今までに気づかなかったことに気づくために，これまで考えもしなかったことに思いを馳せるために心理学は役立っていると私は思うのです。

　このことはよく授業でもしゃべりますが，物はそれを見る角度によって見え方が変わるのと同じように，出来事や事象もそれをどのように見るかによってその解釈の仕方が変わります。たとえば，コップという物を上から見るか斜めから見るか，または横から見るかでそのコップの見え方は変わってきます。上から見れば，丸く見えるし，横から見れば長方形に見える。斜めから見ればバームクーヘンの一片のように見えるかもしれません。コップは手に持ってそれを動かせばその見え方をいくらでも変えることができます。つまり，物についていろいろな見方をしようと思えば，それを動かせばいいし，何かが邪魔なのであればそれを退ければいいのです。

　では，手に持てないようなもの，出来事や事象の見方やとらえ方を変えるにはどうすればいいのでしょうか？　出来事や事象そのものを動かすということはなかなかできることではありません。ならば，その場合は，自分が動くしか

ないのです。つまり，自分の立場をちょっと変えてみる，考え方の立ち位置を少しずらしてみる，これまでの自分の考えにとらわれず視野を広げた発想を試みてみる，そうすれば，出来事や事象の見方やとらえ方は自然と変わってくるはずです。そして，そのための知識や情報を心理学は提供してくれます。

　出来事や事象の解釈は，ひとつではありません。"今日嫌なことがあった"という出来事を，"だから，明日も嫌なことが起こるはずだ"と解釈することもできるし，"だから，明日は良いことが起こるだろう"と解釈してもいいはずです。そして，さまざまな解釈ができるかどうか，つまり，出来事や事象の見方やとらえ方をいかようにも変化させられるかどうかは，知識や情報によるところが大きいと私は思っています。「あぁ，こんな考え方もあるのか？」，「へ～，こんなものの見方もあるんだ」というように，今まで知らなかったことを知ることができれば視点も少しずつ多様になり，自分の世界の側面も広がっていくはずです。何かに気づき，あらたな認識を得ることは，楽しくもあり，また，大切なことでもあります。この本が心理学を通して，皆さんにそのような新しいものの見方や考え方を形づくるための知識や情報を提供するものであったとしたら，編著者としてそれは何にも代えがたい喜びです。

　それでは，ここで本書の内容について少しだけ解説させていただきます。まず，第Ⅰ部の"健康を考える"では，その名の通り私たちが健康に生きていくための知識についてふれています。健康というものをどう考えたらいいのか，ストレスや自分自身とうまくつきあっていくにはどうすればいいのか，さらに，健康を維持していくためにはスポーツや医療とどうかかわりをもてばいいのか，といったことがらについてわかりやすく説明しています。

　次の第Ⅱ部"人とのつながりを考える"は，主に親密な人たちとの関係について解説を行っています。母親や父親との関係，子どもと大人とのつながり，恋人との関係や友人との関係，さらに，自分との関係について考える際のヒントが詰まっているはずです。この部を通して大切な人とのつながりやきずなについて今一度，ほんの少し考えていただければ幸いです。

　最後の第Ⅲ部"くらしを考える"では，私たちの日々の生活に目を向け，社会や地域との関わり合いのなかでくらしていくことについて心理学的な側面か

ら解説を行っています。さまざまな集団からの影響を受けながら，社会のネットワークのなかで生きるということはどういうことなのか，非日常的な出来事に遭遇した場合に私たちはどうくらしを営んでいけばいいのか，また，日常のなかで地域や社会と関わっていくにはどうすればよいのか，それらのことがらについて具体的な例をあげながら説明を行っています。

　このように本書は，全体で3部，15章から成っていますが，必ずしも前から順々に読んでもらわなくても大丈夫なように作っています。部や章のタイトルをみて，「あっ，おもしろそうかも…」と思えるところから，興味の赴くままに読んでもらえるとありがたいです。その際，重要な専門用語については，わかりやすいように太字で表記し，また，ほかにより詳しい説明がある場合には，用語の後ろにその該当章を明記するようにしました。ので，「ん？」と意味がつかめなくなったときには，詳しい説明を読んで，その後に元のところに戻って読み進めてもらえば，理解がよりスムーズになるかと思います。また，各部の最後の章 (5章，10章，15章) には，体験しながら学べる実習を入れてもらっていますので，気軽に楽しみながらやっていただければありがたいです。

　最後にですが，編著者のわがままにおつき合い下さいました執筆者の方々には，心から感謝を申し上げたいと思います。みなさん，お忙しいなか本書の趣旨に賛同して筆を取っていただきました。ありがとうございます。また，本書の表紙を作成していただいた仁木裕美さんにもお礼を申し上げたいと思います。さらに，北樹出版の福田千晶さんにはいろいろな面でお世話になりました。本書の企画の段階から関わっていただき，さまざまなことがらに的確なアドバイスをしていただきました。途中でくじけそうになる編著者を励ましてもいただきました。本当にありがとうございます。

　最後の最後に，今この本を手にとって読んでくださっているあなたに謝意を表して"はじめに"の幕を閉じさせていただきたいと思います。どうも，ありがとう。

　　　2008年12月17日

　　　　　　　　　　　　　　　　　　　　編著者代表　金政　祐司

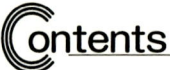ontents

＊ 第Ⅰ部 健康を考える ＊

第1章 健康とは――臨床から予防へ――……12
第1節 健康とは……12
1. 健康の考え方　2. 生物心理社会モデル
第2節 健康をとりまくもの……15
1. 健康心理学とその特徴　2. 健康的な生活習慣　3. 健康に関連する諸要因
第3節 健康をめざして……18
1. 予防の重要性　2. 健康への取り組み　3. ポジティブ心理学

第2章 ストレスとつきあう……22
第1節 ストレスとは……22
1. セリエのストレス学説　2. ホームズとレイのライフイベント理論
第2節 ストレス反応の発生メカニズム……25
1. ライフイベントと日常苛立ち事　2. 個体差
第3節 ストレスを解消する……28
1. コーピングの種類　2. コーピングの効果　3. さらに，コーピングの効果を考える

第3章 自己・文化とこころの健康……32
第1節 自尊心と精神的健康……32
1. 「私」とは何か？　2. 「私」を知るための動機　3. 自尊心の高さと対人関係
第2節 文化的自己観と精神的健康……35
1. 文化による価値観の違い　2. 文化による自尊心の高さの違い　3. 文化による自己評価の違い　4. 自分の成功をどのように語るか　5. 文化による自己観の違い　6. 文化と人生への満足度
第3節 所属することへの欲求と健康行動……41
1. ソシオメーター理論　2. 社会的排除と健康行動

第4章　医療とうまくつきあうために
——信頼できる，質の高い医療情報ができるまで——……45
第1節　医療とつきあっていくために……45
1. くらしのなかの医療　2. 本当に効果のある治療とは？
第2節　信頼できる医療とは？……47
1. 治療効果をどうやって確かめるか？　2. 治療への信頼性を表す，エビデンス・レベル　3. 信頼できる医療のための，5つのステップ
第3節　クオリティー・オブ・ライフ（QOL）……53
1. 医療における患者の視点　2. 高いQOLとは？　3. QOLを測るための，心理学の取り組み　4. QOL評価のための尺度

第5章　運動・スポーツとこころの関係……59
第1節　身体活動や運動がこころに与える影響……59
1. 運動によるこころの変化を体験する　2. 運動中の「注意」について考える
第2節　運動習慣を身につけるためのこころへの働きかけ……63
1. 運動習慣を5つのステージに分ける　2. ステージに合わせて働きかけを変える
第3節　競技スポーツで力を発揮するためのこころづくり……66
1. 競技力を向上させるためのメンタルトレーニング　2. メンタルトレーニングをうまく活用するために

＊　第Ⅱ部　人とのつながりを考える　＊

第6章　ひとと人とをつなぐ絆……70
第1節　強い心の絆——愛着……70
1. 子どもと親とをつなぐ絆　2. 人に愛着が必要な理由（わけ）
第2節　子どもと親の愛着という絆……73
1. 愛着関係の特徴　2. 親子関係による愛着の違い
第3節　恋愛・夫婦関係の絆……76
1. 子どもからおとなへとつながる愛着　2. 愛着関係としての恋愛・夫婦関係　3. 青年・成人期の愛着スタイル　4. 青年・成人期

の愛着スタイルが恋愛・夫婦関係に及ぼす影響　5. 自己や他者への信念や期待は変化しないのか？

第7章　子どもたちのつながり……………………………………83

第1節　子どもたちの世界……………………………………83
1. 子どもの現状　2. 子どもの発達　3. 子どもの問題行動

第2節　子どもの社会的スキル………………………………86
1. 社会的スキルとは　2. 社会的スキルの発達　3. 社会的スキルの欠如

第3節　上手に人とつきあう…………………………………90
1. 社会的スキル訓練　2. 子どもを取り巻く環境の重要性

第8章　親密な人間関係と健康……………………………………93

第1節　安らぎをもたらす人間関係…………………………93
1. ソーシャル・サポートとは？　2. 親密な人間関係がもたらすもの　3. 親密な人間関係の2つの機能　4. 情緒的サポートの効果を高める「かけがえのなさ」

第2節　親密な関係の落とし穴………………………………97
1. 二人きりの世界　2. 二人きりの世界のもつ危険性

第3節　親密な関係でエスカレートする暴力………………100
1. 暴力に対する当事者の認識　2. 暴力のサイクル理論

第9章　人と人のかかわりのなかで"空気を読む"……………103

第1節　"空気"に対する感覚──「対人感受性」…………103
1. "空気"とは何か　2. なぜ空気を読むのか

第2節　さまざまな"空気"──対人感受性の対象となる領域……104
1. 他者のこころを読む　2. 人と人とのつながり（対人関係）を読む　3. 人のあつまりを読む

第3節　"空気"に対処する…………………………………110
1. 少しの間だけ目をつむる　2. 私とあなたのバランス　3. 向かい風を受けても

第10章　自分を見つめる方法──人とうまくつきあっていくために──……113

第1節　気持ちをほぐす3つの方法……………………………………113
　　1. 感性を耕す　2. 矛盾した感情を包含する　3. 心のなかで他者と対話する
第2節　今を生きる3つの方法…………………………………………117
　　1. 今この瞬間をとらえる　2. 今この瞬間を好転させる　3. 話の上手な聴き方
第3節　カウンセリングと語り…………………………………………120

＊ 第Ⅲ部　くらしを考える ＊

第11章　集団のなかで生きる……………………………………………124
第1節　集団とは何か……………………………………………………124
　　1. 人々の集まりは集団といえるのか　2. 集団らしさを特徴づけるもの　3. 集団の発達
第2節　集団でうまく力を合わせるために……………………………128
　　1. 集団で協力することの落とし穴　2. 集団で話し合うことの落とし穴　3. リーダーシップの発揮　4. チームワークの発揮
第3節　産業現場における集団のダイナミックス
　　　　　――医療現場に焦点をあてて――………………………………134
　　1. 医療現場の仕事とチーム医療の視点　2. 医療事故とチームワーク

第12章　くらしと社会的なつながり……………………………………137
第1節　人と人とのつながり……………………………………………137
　　1. 社会的ネットワークとは　2. 社会的ネットワークの機能
第2節　コミュニケーション・テクノロジーと社会的ネットワーク……141
　　1. 情報化社会のコミュニケーション　2. コミュニケーションメディアを通じた対人行動の特徴　3. インターネットは人々のつながりを強めるのか

第13章　災害がもたらす影響……………………………………………147
第1節　災害とは何か……………………………………………………147
　　1. 災害の意味　2. 災害発生から回復までの道のり　3. 災害がもたらす問題

第2節　災害が被災者に与える影響……………………………………150
　　　1. 被災者の精神的健康　2. 被災者が体験しうるトラウマ　3. 災害の影響への対処
　第3節　災害が救援者に与える影響……………………………………154
　　　1. 救援者のストレスと健康状態　2. 災害救援者の惨事ストレスの対策

第14章　子どもの育ちを支える環境──子ども虐待予防に向けて──……157
　第1節　子どもをとりまく現状…………………………………………157
　　　1. 身近にひそむ子ども虐待　2. 虐待とは　3. 虐待はなぜ起きるのか
　第2節　子どもが生きている世界………………………………………160
　　　1. 子どもが育つ環境　2. 子どもは虐待をどうとらえるか　3. 虐待の影響
　第3節　親が生きている世界……………………………………………164
　　　1. 親としての日常生活　2.「親になる」とは　3. 虐待が起きる可能性　4.「親」として今を生きるために
　第4節　子どもの育ちを支えるために…………………………………167
　　　1. 孤立させないこと　2. 親・子の特徴を理解すること

第15章　くらしとコミュニティ……………………………………………170
　第1節　社会問題の発生に関わるコミュニティ………………………170
　　　1. コミュニティとは　2. 犯罪とコミュニティ　3. 環境問題とコミュニティ
　第2節　コミュニティによる社会問題の解決と予防…………………176
　　　1. 犯罪に強いコミュニティづくり　2. 環境にやさしいコミュニティづくり
　第3節　快適なコミュニティづくり……………………………………180
　　　1. コミュニティ感覚　2. 社会的ネットワーク　3. エンパワメント

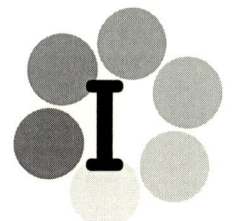# 健康を考える

　私たちは，自分という存在を自分自身で感じながら生きています。毎日，いろいろな気持ちを感じながら，いろいろなことを思い考えながら生きています。嬉しい気持ちを感じると，楽しくなったり元気が出ます。穏やかな幸せを感じます。今の自分やこれからの将来に，明るい希望を感じ，自分を積極的に感じることもあるでしょう。でも，その反対に，辛いことや悲しい気持ちになると，落ち込んだり，力が出なくなったりします。いろいろなことが辛くて苦しく思えたり，自分に自信がもてなくなり，世の中が暗く見えたり，先のことを考えることができなくなります。

　私たちの気持ちは，変わります。そして，それによって，思いや考え方も変わります。ものごとのとらえ方が変われば，自分の意識や体調も変化します。こうして私たちは，毎日，一人ひとり，いろんな気持ち，いろんな思いを抱えながら，その人の時間をその人なりに生きています。そのすべてが，その人の心と身体の健康そのものだといえます。

　「健康でいたい」「幸せに生きたい」　そう感じることは，不思議なことでも，おかしなことでもありません。むしろ，きっと，私たちが心のなかに持ち続け，求め続けている生きる意味なのかもしれません。健康とは何なのでしょうか。幸せとはどういうものなのでしょうか。

　第Ⅰ部では，そんな問をみなさんと一緒に考えながら，自分自身と健康についてみていきたいと思います。

Chapter 1

健康とは
──臨床から予防へ──

あなたにとって，健康とは，どのような状態でしょうか。「身体」に不調がなければ健康といえるでしょうか。あるいは，「こころ」が満たされていれば健康なのでしょうか。あなたは，どのような時に自分の健康について考えたり，自分のことを健康あるいは幸せだと感じるのでしょうか。本章では，心理学の立場から健康とは何か？　ということを探ってみたいと思います。健康のとらえ方の歴史的変化を学び，さまざまな健康問題や健康への取り組みについてみていきましょう。そして，自分自身やまわりの大切な人たちの心身の健康を高めるために，私たちはどうすればよいのかを一緒に考えてみましょう。

第1節　健康とは

1．健康の考え方

　私たちには，基本的に健康で長生きをしたいという願望があります。しかし，自分が今，元気であれば，日々，健康について意識したり，考えることはあまりないかもしれません。むしろ，普段の生活のなかで，たとえば，風邪をひいて体調を壊したり，怪我をして身体に痛みや不自由さを感じた時に，健康のありがたさを実感する人も多いでしょう。また，自分以外のことでもまわりの人が病気になったことで，健康の大切さや健康の意味について改めて考えさせられたという経験をした人も多いのではないでしょうか。

　健康とは，単に身体的に病気ではないということではありません。もっとも代表的な健康の定義として，1946年の**世界保健機関**（WHO）の憲章があります。WHOとは，国際的な保健・衛生事業を行う国際連合の専門機関ですが，そこでは，「すべての人間が最高の健康水準に到達すること」を目的として，

健康を人間の基本的人権ととらえ,「健康権」を定めています。そして,世界の国々は,自分の国の人たちの健康に責任をもつ,ということを宣言しています。このような WHO の憲章の前文に健康に関する定義があり,そこには,「健康とは,単に疾病（病気）がない,あるいは身体が虚弱ではないというだけではなく,身体的,精神的および社会的に完全に良好な状態（ウェルビーイング：well-being）にあること」と示されています。この考え方は,医学的な見地からのみ健康をとらえるのではなく,心理的,社会的な要因も含めて,広い観点から全体として個人の健康をとらえる必要性を示唆しています。

　このような健康の考え方は,日本の健康政策にも取り入れられています。たとえば,厚生労働省では,21世紀の日本国民の健康を向上することをめざして,2000年4月に「**健康日本21**」という健康づくりの指針を提案しています。そのなかの休養・こころの健康づくり対策では,とくに,心理的な意味での健康,ウェルビーイングを重要視し,こころの健康を,生き生きと自分らしく生きるための必要条件と位置づけています。健康日本21では,こころの健康を以下の4つの側面から定義しています。それらは,①**情緒的健康**（emotional health：自分の感情に気づき,それを適切に表現できること）,②**知的健康**（mental health：変化していく状況に応じて適切な判断と現実的な問題解決ができること）,③**社会的健康**（social health：他者・社会と建設的で良好な関係を築くことができること）,④**人間的健康**（spiritual health：主体的に人生の意義を見出し,積極的に人生を選択できること）です。このように,現在,健康の概念は多面的にとらえられています。

2．生物心理社会モデル

　先にも紹介したように,健康の最終目標はウェルビーイングだといえます。この現在の健康の考え方から生まれたモデルが**生物心理社会モデル**です。一方,昔の医学の立場から健康をとらえたモデルが**生物医学モデル**です。

　図1-1を見ると,この2つのモデルの違いがわかると思いますが,生物医学モデルでは,健康を病気がない状態ととらえているため,病気（死）を「－」（マイナス）だとすると,健康の最終目標を±0という狭い範囲で考えています。また,生物医学モデルでは,病気の原因は患者自身の問題ではなく,病原

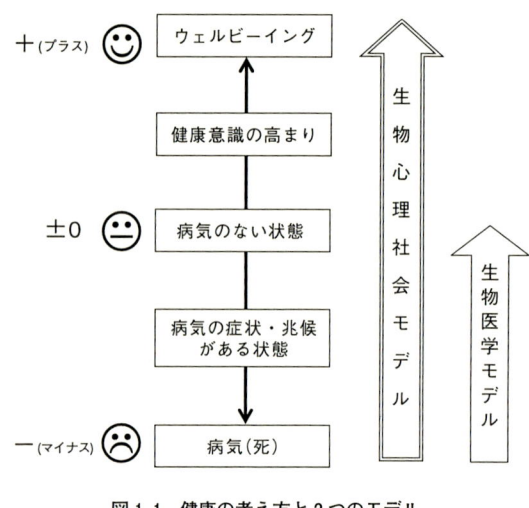

図1-1 健康の考え方と2つのモデル

菌やウィルス等の外部からの要因にあると考えます。そのため，病気の処置や対処は，主に，医薬品を使って治療を行う化学療法や，手術を行う外科処置，伝染病の発生や流行を防ぐために，毒性を弱めた病原体などを体内に注入して長期間の免疫を作ることを目的にした予防接種とされています。そして，これらの医学的な処置を行うことの判断や責任は，患者ではなく医学の専門家にあると考えられているのです。

この考え方は，みなさんにとって，ちょっと疑問に感じるのではないでしょうか？ どこか違和感を覚えないでしょうか？ 私たち自身が病気になってしまうかどうか（あるいは健康でいられるかどうか）という責任は，本当に医学の専門家にあるのでしょうか？ 私たちは，自分の健康に責任がないといえるのでしょうか？

くり返しになりますが，現在の考え方では，心理的，社会的に良い状態にあることを健康ととらえています。つまり，図1-1の生物心理社会モデルにあるように，健康の目標は±0ではなく，そこからさらにプラスの状態にあるウェルビーイングなのです。この生物心理社会モデルが生まれた背景として，医療技術の進歩と死亡率や死亡原因の変化があります。現代では，外からの病原菌によって病気になってしまうというよりは，むしろ自分自身の毎日の健康行動，つまり生活習慣によって，三大死因と呼ばれるがんや心臓疾患（心不全や心筋梗塞などの心臓やその血管に異常が起こる病気），脳血管疾患（脳梗塞やクモ膜下出血などの脳の血管に異常が生じ，出血による炎症や虚血による障害が起こる病気）が引き起こされることが明らかにされています。

このことは，病気の原因は，病原菌やウィルスのように外から来る単一なものではなく，生物的，心理的，社会的なさまざまな要因が複合して生じるということを意味しています。そして，この場合の治療とは，単に病気や障害だけに焦点をあてるのではなく，ウェルビーイングという視点から，つまり，その人自身としての人間全体が治療されるということです。すなわち，私たちの健康は，私たちが毎日，どのような健康行動（生活習慣）を行うかということにかかっているのです。言い換えれば，すべての人は，自分の健康や病気に責任があるということを意味しているのです。

　このように，現在では，**ウェルビーイング**や**生活の質**と呼ばれるQOL (quality of life：詳しくは第4章参照) に代表される心理社会的に良い状態を含む概念を健康と考えているのです。だからこそ，自分の健康を自分で維持，促進，予防するセルフ・ケアがとても重要な取り組みになってくるのです。

第2節　健康をとりまくもの

1．健康心理学とその特徴

　心身の健康に関する多種多様な問題を取り扱う心理学と医学の応用的な領域として，**健康心理学** (health psychology) があります。図1-2を見るとわかるように，健康心理学は，さまざまな心理学領域はもちろん，医学領域の成果を受けて現在も発展し続けています。

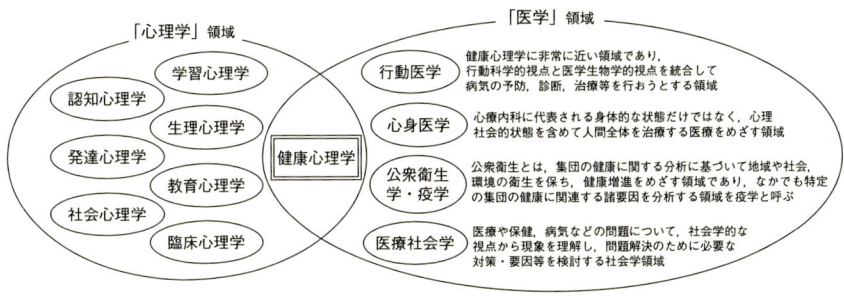

図1-2　健康心理学と関連する諸領域

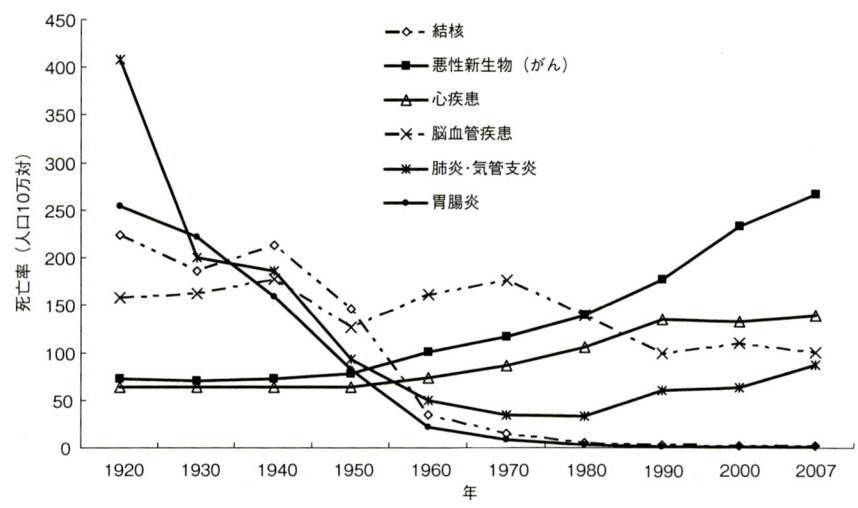

図1-3 死因別死亡率の年次推移（厚生労働省統計データより作成）

健康心理学が誕生した背景には，病気の死亡率や死因，病気にかかっている割合である罹患率など，病気（疾病）の構造が変化したことが大きく関連しています。図1-3は，1920年から2007年までのわが国の死因別死亡率の年次推移を示しています。これを見ると，1950年以降，グラフの形態が大きく変化していることがわかります。1920年頃は，肺炎・気管支炎，胃腸炎や結核などの感染症が死亡率において重大な疾患でしたが，1950年以降，医療技術の進歩と生活水準（衛生環境や栄養状態など）の向上によって感染症の治療が効果を上げ，その結果，感染症の死亡率が急激に減少しました。しかし，その一方，悪性新生物（がん）や心疾患の死亡率が1960年以降増加し，その傾向は現在も続いています。現在，三大死因と呼ばれる疾患は，先に示したように，悪性新生物（がん），心臓疾患，脳血管疾患であり，この順位は1990年以降，変化していません。

2．健康的な生活習慣

疾病構造が変化したことは，健康対策の必要性にも大きな影響を及ぼしています。現在の三大死因の疾患は，生活習慣病と呼ばれており，そのことからも

わかるように，その主要な原因は私たちの毎日の健康行動，つまり生活習慣による病気なのです。生活習慣として，もっとも大きな危険因子とされているのが喫煙行動です。たとえば，がんの約3割が喫煙単独の要因によるといわれています。

健康的な生活習慣としては，ブレスロー（Breslow, L.）らが提案した7

表1-1　ブレスローの7つの健康習慣

健康に良い習慣
（該当する健康習慣が多いほど，健康度が高い）

1．喫煙をしない
2．過度の飲酒をしない
3．定期的に運動をする
4．適正体重を維持する
5．適正な睡眠時間（7〜8時間）
6．朝食を食べる
7．間食をしない

つの健康習慣が有名です（Belloc & Breslow, 1972）。ブレスローらは，成人男女約7000人を対象に，さまざまな健康習慣と健康との関係について10年間の追跡研究を行い，表1-1に示したような7つの健康習慣が健康に関連することを見出しました。これら7つの健康習慣を行っている人たちは，そうではない人たちに比べて死亡率が明らかに低いことが示されています。

生活習慣と呼ばれるこれらの健康行動は，その名の通り，生活のなかで習慣化する行動であるため，わかっていても続けることができなかったり，意識しているつもりでも，つい不健康な行動をしてしまうことがあるのです。不健康な行動を修正し，健康的な行動を維持するためには，心理学の行動のメカニズムを考慮したアプローチが有効だとされています（たとえば，第5章を参照）。

3．健康に関連する諸要因

私たちの健康を考える時に，さまざまな要因の関連や影響を理解する必要があります。それは，健康に関連する要因を知ることが，効果的な健康対策につながるからです。表1-2は，健康に関連する可能性があるさまざまな要因の例についてまとめたものです。健康と一口で言っても，表1-2にあるように生物学的要因，認知的要因，情動的要因，行動的要因，社会的要因など，非常に多くの要因が関連しています。健康に関連する要因すべてを把握し，考慮した健康対策は現実的には難しいですが，健康心理学という領域が応用的で複合的な分野であることを考えると，健康を取り扱う際に考慮すべき要因が多いことも

表1-2 健康に関連するさまざまな要因

要因	内容	具体例
生物学的要因	生得的な要因	遺伝,生理的反応など
認知的要因	ものごとの考え方,とらえ方	健康に関連する知識,健康に対する信念や態度など
情動的要因	ものごとの感じ方	病気の感じ方,感受性,心理的特徴の違いなど
行動的要因	健康に関係する行動や習慣	喫煙,飲酒,薬物,食行動,運動,性行動,予防行動など
社会・環境要因	人をとりまく社会や環境	ソーシャルサポート,学校や職場,地域・社会の環境,文化など

納得できると思います。

たとえば,本書では第2章で詳しく述べられていますが,ストレスは,私たちにとって身近な言葉になっています。しかし,ストレスと健康との関係について考える際には,表1-2にあるような情動や認知,行動など,個人のさまざまな要因について考慮する必要があります。また,"うつ"という問題も神経症傾向などのパーソナリティとの関連が指摘されていたり,男性よりも女性の方がうつ病にかかっている割合が多いという性差もみとめられています（大竹,2004）。このほかにも,**タイプA行動パタン**（目標達成や活動性,競争心,攻撃性が高く,時間的切迫感があるという特徴）というパーソナリティ特性が強い人は,冠状動脈性心疾患（心臓に血液を供給する冠動脈で血液の流れが悪くなり,心臓に障害が生じる病気）の発症リスクが高いことが明らかにされています。そのような行動特性を考える際にも,個人をさまざまな側面から把握・理解し,より健康的な行動パタンに変容させる可能性について検討する必要があります。

このように,健康をとりまく要因は多種多様ですが,それぞれの要因が個人の健康にどのように,また,どのくらい関連しているかということを理解した上で,もっとも効果的な健康対策を選ぶことが重要なのです。

第3節 健康をめざして

1. 予防の重要性

健康心理学では,病気を患った後の治療的アプローチだけではなく,予防の

ための取り組みを重視しています。それは，健康心理学の特徴として，現代社会の必要性に基づいて健康対策を行うという点が関係しています。わが国の国民医療費は年々増大傾向にあり，後期高齢者が今後増えていくという現代社会の問題にも関連して，今後医療費はさらに巨大化することが予想されます。このことは，国民にとって大きな負担であることはいうまでもありません。

　それでは，どうすれば医療費を抑制できるのでしょうか？　答はシンプルです。私たち一人ひとりが医療費を使わないようにすればいいのです。先にも述べたように，現在，三大死因と呼ばれる病気は，すべて生活習慣が原因だといわれています。これらの生活習慣病にかかると，その治療には多額の費用がかかり，かつ，治療期間も長期にわたります。これらの費用を使わない（削減する）ためには，私たち一人ひとりが健康を維持することがもっとも効果的です。たとえば，病気にならないように日々の健康行動に気を配ったり，病気になったとしても，その症状がひどくなる前になんらかの対策を行うなど，自分の健康に責任をもつことが大切です。このようなアプローチは，**予防対策**と呼ばれ，公衆衛生の観点からも効率のいい取り組みとして重視されています。

　予防とは，病気にならないようにするために，健康を脅かす危険要因について対策を行うことですが，この予防対策には，図1-4に示したように，**一次予防，二次予防，三次予防**という3つの段階があります。一次予防とは，病気自体にならないように行動すること，二次予防は，病気を早期に発見し，病気の進行を遅らせて，重症化することを防ぐことです。また，三次予防は，すでに病気になった後の対応として，その病気の障害を予防するための機能回復や再発防止を行い，病気の悪化を最小限にとどめることを意味しています。

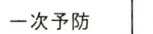

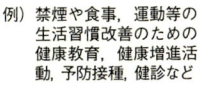 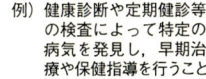

図1-4　予防の3つの段階とその内容

2. 健康への取り組み

　効果的な予防対策を行うためには，心理学のさまざまな知見が役に立ちます。たとえば，現在，ある病気になり，問題を抱えて困っている人と，そうではない元気な人とでは，病気の感じ方，受け止め方，健康対策への取り組み方など，健康への意識は異なるでしょう。また，健康について知りたいことの内容も当然違うでしょう。このような場合，それぞれの対象者にあった健康対策を行う必要があります。言い換えれば，その人たちが何を必要としているかを把握し，その人たちの現状にあった健康対策を行わなければ，効果は出ないのです。心理学では，なんらかの健康対策を行う際に，対象の問題や特徴を把握し，それに基づいた対策（介入）を考えます。そして最後に，実際に行った介入の効果について評価します。これら一連の流れは，科学的な手法として，とても大切です（たとえば第4章を参照）。

　このように，予防的なアプローチは，現在なんらかの問題をかかえて困っている人を対象とする取り組みや治療とは異なるため，個人の動機づけやそれを支える社会環境なども強く関連します。健康増進のための活動は**ヘルスプロモーション**（health promotion）と呼ばれ，それらを提供し，実現することは，健康心理学の重要な使命といえるでしょう。

3. ポジティブ心理学

　本章で紹介したように，現在，健康の考え方は，包括的であり，かつウェルビーイングに代表されるポジティブな健康を最終目標としているといえます。

　近年，21世紀の心理学として**ポジティブ心理学**（positive psychology）の動向が注目されています。そこでは，臨床心理学に代表される精神疾患などの精神的な問題の治療に焦点をあてるのではなく，病気の予防や質の高い健康をめざした取り組みが強調されています。ポジティブ心理学の提案者であり，1998年にアメリカ心理学会の会長であったセリグマン（Seligman M. E. P.）は，「第2次大戦後，心理学はめざましく発展するなかで精神的障害に焦点をあててきたが，本来，心理学は，弱さや障害だけを研究するのではなく，人間の優れた能力や強さを研究するものでもある。心理学の応用は，弱いところを補い，援助

するだけではなく，人間のもつすばらしいものを育成することにも向けられるべきだ」という主張を行いました（Seligman & Csikszentmihalyi, 2000）。

　ポジティブ心理学では，臨床心理学的な病理の視点から健康をとらえるのではなく，よりポジティブで質の高い健康をめざした研究が注目されています。たとえば，ポジティブな感情やその機能，幸福感や満足感，充実感，ウェルビーイングといったポジティブな状態，楽観性やレジリエンス（resilience：復元力や弾力性と訳されることもある。悪条件においても肯定的な適応を可能にできる個人の強さ・能力）といった個人のポジティブな認知特性などの研究です。この動向は，健康心理学がめざしている方向性と一致しており，これからの健康対策や社会貢献の可能性を広げる動きとして注目されています。

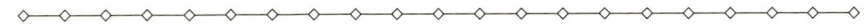

　　健康は，私たち一人ひとりにとって大切な意味をもつだけではなく，社会全体にとってもさまざまな影響を及ぼす重要な問題だといえます。医療技術などの進歩によって私たちの生活水準は向上し，社会環境の変化とともに健康に関する問題は変化し続けています。「健康に生きる」ということは，私たちにとって幸せとは何なのか？　心の豊かさや生きる意味とは何なのか？　ということを考えることでもあると思います。この問への答は，なかなか簡単なものではないでしょうし，人生の中で，さまざまなことを経験しながら，変化し続けることでしょう。しかし，心と身体の健康を大切にすることこそ，自分を見つめ，大切に生きることだと思います。そして，健康に生きるということは，自分一人だけではなく，健康心理学に期待されている重要な使命だといえます。

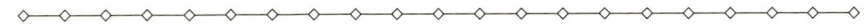

（大竹　恵子）

ストレスとつきあう

　毎年文化庁が実施している「国語に関する世論調査」(平成14年)では,「ストレス」というカタカナ語の認知率,理解率,使用率は,それぞれ97.4%,92.6%,90.6%であり,リサイクル,ボランティア,インターネットなどを抑え,カタカナ語の認知率,理解率,使用率のすべてにおいて,もっとも高い値でした。なお,平成19年の調査でも,ストレスの認知度,理解度,使用度は,もっとも高く,それぞれ98.5%,98.1%,92.7%でした。また,健康や心理学に関連した他のカタカナ語の認知率,理解率,使用率は,「カウンセリング」が92.9%,72.7%,56.8%,「モチベーション」が53.2%,31.7%,21.5%,「アイデンティティ」が52.8%,20.9%,13.8%でした。つまり,ストレスは,カタカナ語のなかでもっとも普及している日常語および専門用語だといえます。しかし,われわれは本当にストレスのことを知っているのでしょうか。

第1節　ストレスとは

　冒頭で説明したように,われわれはストレスという言葉を理解していると思っています。しかし,われわれがストレスという言葉を用いる時,2つの意味を混合しています。そのひとつは,**ストレッサー**です。ストレッサーとは,受験,複雑な人間関係,失恋など,緊張や不快な感情を生じさせるようなストレス源を意味します。これらの感情的ストレッサーのほかにも,寒冷,騒音,放射能などの物理的ストレッサー,酸素欠乏,薬物,毒物などの化学的ストレッサー,感染,出血,疼通などの生物学的ストレッサーもストレッサーに含まれます。もうひとつは,**ストレス反応**です。**ストレイン**ともいわれます。ストレス反応とは,ストレッサーによって引き起こされる生体の心理・行動・生理的反応です。短期的には不安,怒り,抑うつなどの感情的変化や心拍数増加や呼吸の増大などの生理的変化が生じます。また,中長期的には,自信喪失,思考

力の低下，無気力，引きこもりなどの認知・行動的変化，ストレス関連疾患（胃潰瘍，神経性嘔吐，過呼吸症候群，筋緊張性頭痛など）と呼ばれる身体的症状，社会的機能の低下などがみられることもあります。広い意味では，社会的適応状態，主観的な幸福感（well-being）などもストレス反応に含まれます。われわれは，ストレッサーとストレス反応，この2つの意味を含めてストレスという言葉を用いているのです。

1. セリエのストレス学説

セリエは，ストレッサーの種類にかかわらず，ストレッサーにさらされると，共通して一定の生理学的な変化（副腎皮質の肥大，胸腺やリンパ組織の萎縮，胃・十二指腸の出血や潰瘍など）が生じることを報告しました。そして，このような生体の反応（ストレス反応）を**汎適応症候群**と名づけ，生体の適応過程を以下の3つの時期によって説明しようとしました（図2-1）。

（1）**反応警告期**：反応警告期は2つの相から構成されています。ストレッサーにさらされた直後，一時的に，身体の抵抗力が低下するショック相と，それに対する防衛的な反応として，抵抗力が高まり始める反ショック相です。反ショック相では，ストレッサーに抵抗するための準備態勢が整えられます。

（2）**抵抗期**：ストレッサーに対する抵抗力が高まり，それが維持される時期です。ストレッサーに対する抵抗力が高くなる一方で，それ以外の抵抗力は減少します。

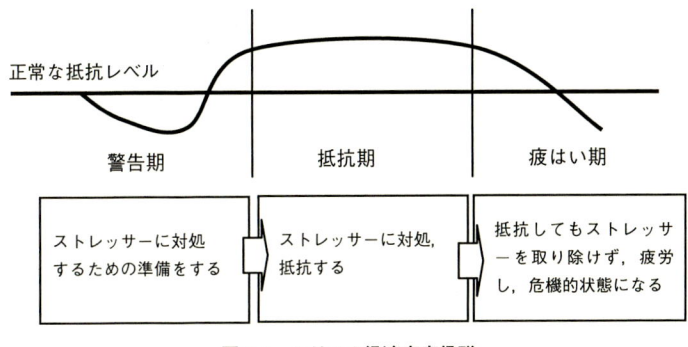

図2-1 セリエの汎適応症候群

(3) 疲はい期：生体がストレッサーにさらされ続けると，生体の抵抗力が低下し，やがて，身体的疾患を引き起こす可能性が増大し，死に至る時期です。

2．ホームズとレイのライフイベント理論

ストレス発生のメカニズムにおいて，心理社会的要因の重要性を強調した代表的な研究者のひとりが**ホームズとレイ**（Holmes & Rahe, 1964）です。ホームズとレイは，ストレス関連疾患（ストレッサーによる身体的疾患）の原因として，生活環境の変化を重視しました。そして，生活環境を大きく変化させるようなストレッサーの経験によって，ストレス関連疾患の発症を予測しようとしました。ホームズとレイは，ストレッサーをライフイベントとし，そのストレス強度をLCU得点によって得点化しました（表2-1参照）。LCU得点とはライフイベントに適応するために要するエネルギーの総量であり，「結婚」を基準値（50点）とし，0点から100点の範囲で表され，得点が高いほどライフイベントのストレス強度が高いことを示しています。そして，過去1年間に経験したライフイベントのLCU得点の合計得点が，150点から199点の場合，ストレスに関連した疾患の発症率は約40％，200点から299点の発症率

表2-1　ホームズとレイによるLCU得点

ライフイベント	LCU得点	ライフイベント	LCU得点
配偶者の死	100	子女の離家	29
離婚	73	義理の家族とのトラブル	29
夫婦別居	65	個人的な成功	28
服役	63	妻の就職	26
近親者の死	63	本人の進学・卒業	26
本人の大きなけがや病気	53	生活条件の変化	25
結婚	50	個人的習慣の変化	24
失業	47	上司とのトラブル	23
夫婦の和解	45	勤務時間・条件の変化	20
退職・引退	45	転居	20
家族の健康状態の変化	44	転校	20
妊娠	40	余暇の減少	19
性生活の困難	39	宗教活動の変化	19
新たな家族の加入	39	社会活動の変化	18
勤務先の変化	39	1万ドル以下の借金	17
収入減	38	睡眠習慣の変化	16
親友の死	37	家族団らんの変化	15
転勤・配置転換	36	食生活の変化	15
夫婦の口論の変化	35	長期休暇	13
1万ドル以上の借金	31	クリスマス	12
抵当流れ	30	小さな法律違反	11
仕事の責任の変化	29		

は約50%，300点以上の発症率は約80%であると報告されています。このようなホームズとレイの考え方は，**ライフイベント理論**と呼ばれています。

第2節　ストレス反応の発生メカニズム

　ライフイベント理論は，個人が経験したストレス強度を数値化することができ，その得点が高いほどストレス関連疾患にかかりやすい，という単純で明確であったため，多くのストレス研究に影響を及ぼしました。しかし，実際の研究では，LCU得点からはストレス関連疾患を十分に予測することができませんでした。そのため，ライフイベント理論に対する多くの批判がなされるようになりました。
　このライフイベント理論には，理論的に，主に2つの問題があります。ひとつが，ストレッサーとして，個人の人生において，遭遇することがまれな出来事（ライフイベント）のみを重視したことです。もうひとつが，個体差を軽視したことです。ライフイベント理論の2つの問題点に注目し，現在，心理的ストレスの研究分野において，もっとも中心的な役割を果たしている理論を提唱した研究者がラザルスです。以下に，ラザルスの心理的ストレス理論の概要について，この2つの点から説明します。

1. ライフイベントと日常苛立ち事

　そもそも，ライフイベントとは，個人の人生において，遭遇することがまれな出来事を意味します。先に説明したホームズとレイは，このライフイベントがストレス反応に影響を及ぼすストレッサーであると考えました。一方，ラザルスらは，ライフイベントより，長期間にわたり，日常生活でくり返し経験する些細な出来事こそが重要であると考えました。このようなストレッサーを日常苛立ち事といいます。たとえば，受験勉強，満員電車，職場や隣人とのもめごとなどが，**日常苛立ち事**に相当します。つまり，ライフイベントは一時的な急性ストレッサーであり，日常苛立ち事は慢性ストレッサーであると考えることができます。ライフイベントと日常苛立ち事，どちらのストレッサーが健康

を害するのか，さまざまな研究者たちによって検討されました。その結果，ライフイベントより日常苛立ち事の方が，健康に重篤な影響を及ぼすことがわかりました。これらの結果は，われわれ人間を含めた動物の生体のしくみとも一致しており，現在のストレス研究では，日常苛立ち事を含む慢性ストレッサーに関する研究が主流となっています。

2．個体差

　同じようなストレッサーを経験しても，病気になる者もいれば，病気にならない者もいます。ライフイベント理論では，このようなストレス反応の個人差を説明することができません。ラザルスのストレス理論では，このような個体差を積極的に取り入れ，ストレス反応の個体差を説明することに成功しています。図2-2は，ラザルスの心理的ストレス理論を簡単に図式化したものです。ラズルスが注目した個体差は，認知的評価とコーピングです。ストレッサーに遭遇した個人は，まず，認知的評価によって，ストレッサーに対する主観的な評価を行います。この認知的評価に基づきコーピングが行われ，その結果として，ストレス反応や適応状態が決まります。

（1）認知的評価

　認知的評価とは，経験したストレッサーが個人の健康に関連しているかどうか，もし関連しているとしたら，何をなすのかに関する評価の過程を意味しています。さらに，認知的評価は，一次的評価，二次的評価に分類することができます。**一次的評価**とは，遭遇したストレッサーに対して，自分自身と関係があるのかどうか，有害であるかどうか，ストレスフルであるかどうか，などの

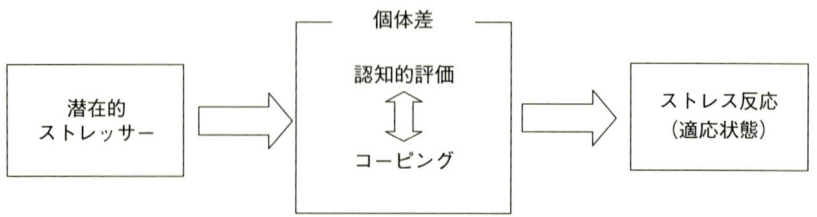

図2-2　ラザルスの心理的ストレス理論の概要

利害関係に関する評価です。遭遇したストレッサーは，自分と関係があり，自分にとって有害であり，ストレスフルであると判断されることによって，はじめて，その個体にとってのストレッサーとなるわけです。経験したストレッサーが自分とは関係がない，自分には有害ではない，ストレスフルではないと判断すれば，それはストレッサーではなくなるのです。そのため，図2-2では，一次的評価によってストレスフルであると判断される前のストレッサーを，潜在的ストレッサーと記載しています。

二次的評価とはストレッサーと遭遇して，自分に何ができるのかに関する判断です。具体的には，どのようなコーピングが選択・使用可能であるのか，選択したコーピングを効果的に使用できるかどうか，などの判断が含まれています。

（2）コーピング

ストレスフルであると判断されると，そのストレッサーを低減させるためにさまざまな対応をします。たとえば，人にやつあたりしたり，お酒を飲むことで気を紛らわしたり，あるいは，森林浴やエステに出かけたりするかもしれません。場合によっては，クイーンエリザベス号に乗船して，豪華船旅を楽しむかもしれません。このような行動をコーピングといいますが，日常生活で用いている言葉に置き換えるならば，コーピングはストレス解消方法といえるでしょう。このようなコーピングの選択や認知的評価は，個人によって異なるだけでなく，その個人が置かれている状況によっても異なることが知られています。そのため，同じようなストレッサーに遭遇しても，ストレス反応の現れ方は個人や状況によって異なるのです。コーピングに関しては，次節でより詳しく説明します。

（3）コーピング資源

ストレス反応の個体差を説明する要因について，認知的評価とコーピングのほかに，コーピング資源について説明します。コーピング資源とは，認知的評価やコーピングの選択に影響を及ぼす要因を意味します。認知的評価やコーピングの選択に影響を及ぼす要因には，経済的状況，健康状態，個人の性格，知的能力，などが知られています。たとえば，経済的に豊かでなければ，上司に

叱責される（ストレッサー）たびに，クイーンエリザベス号に乗船することはできません。しかし，経済的に豊かであるならば，上司に叱責されるというストレッサーに対して，その会社ごと買収して社長になり，その上司を部下にするというコーピングを選択することも可能かもしれません。つまり，ストレッサーによる影響を低減する良い方法（コーピング）がひらめいたとしても，そのコーピングを実行に移すためには，コーピング資源が必要となるのです。

コーピング資源のなかでもっとも注目されている要因がソーシャル・サポートです。簡単に言えば，ソーシャル・サポートとは，他者からの援助を受けることです。引越しの手伝いをしてもらう，お金を貸してもらう，愚痴を聞いてもらう，このようなことがソーシャル・サポートです。古くから，ソーシャル・サポートが高いほど（他者から援助を受けることができるほど）心身ともに健康であることが知られています。

第3節　ストレスを解消する

コーピングは，心理的ストレスを理解する上でもっとも重要な用語です。コーピングの研究は，1980年代から急速に増加し，現在では，心理学のみならず，医学や看護学，社会学や社会福祉学など，さまざまな領域で活発な研究が進められています。現在では，コーピングの研究は，心理学よりも，慢性疾患患者の疼痛（たとえば，関節痛やがんによる痛みなど）の緩和など，医学領域でさかんに行われています。

1．コーピングの種類

コーピングにはさまざまな方略があります。先に説明したラザルスは，コーピングを問題焦点型対処と情動焦点型対処に分類しました。**問題焦点型対処**は，ストレスフルな状況を生み出している問題を解決することで，ストレスを減少させることを目的としたコーピング方略群です。たとえば，マンションの隣人の騒音（ストレッサー）が気になったとします。その時，騒音を出している隣戸へ乗り込み，苦情を言ったり，マンションの管理会社へ電話し，騒音を出

すのをやめさせるように要求したりすることで，騒音という問題に対処しようとするコーピング方略が問題焦点型対処です。**情動焦点型対処**は，ストレスフルな状況によって生じた不快な情動（感情や気持ち）を鎮め，調節するようなコーピング方略群です。たとえば，隣人の騒音という同じストレッサーに遭遇した場合に，友人に愚痴をこぼしたり，逆に隣人に嫌がらせをしたりすることで，不快な思いを少しでも低下させようとするコーピング方略が情動焦点型対処です。問題焦点型対処や情動焦点型対処のほかにも，コーピングにはさまざまな種類があります。

2．コーピングの効果

　本節の冒頭でもふれましたが，どのようなコーピングを選択すれば，ストレス反応を適切に低下させ，精神的に健康な生活を過ごすことができるのでしょうか。もっとも効果のあるストレス解消法として，われわれが思いつく方法といえば，「リラックス」でしょう。テレビや雑誌などでは，「リラックスによってストレスを解消しよう」「ストレスを解消するリラックス法」などという見出しを目にすることがあります。われわれは，リラックスすることによって，ストレス反応が減少することを経験的に知っていますし，さまざまな方法によって，リラックスしようとします。でも，本当に効果があるのでしょうか。

　これまでに行われた数多くのコーピング研究が示していることは，少なくとも，情動焦点型対処や問題解決から逃れようとする逃避・回避型のコーピングは，ストレス反応を増大させ，精神的に不健康に陥ることが知られています。このような知見は，どのようなストレッサーに遭遇しようとも，ほぼ一貫しています。「リラックス」することは，ある意味，ストレス状況を忘れ去り，積極的に問題から逃れようとする逃避・回避型のコーピングといえます。リラックスすることによって，たしかにストレス反応が低下することが知られています。しかし，それは一時的であることを忘れてはいけません。少し考えてみればわかることです。たとえば，あなたがある試験（定期試験，就職試験，昇進試験なんでもかまいません）に受験しなければならず，ストレスを感じているとします。あなたは，試験ストレッサーに遭遇していると言い換えてもいいでしょ

う。たしかに，森林浴に出かけたり，ジャグジー付のお風呂でショパンのワルツを聴いたりすることによって，リラックスすれば，一時的に試験ストレッサーのことを忘れることができ，気持ちの良い時間を過ごせるかもしれません。しかし，試験という問題の解決には，なんの貢献にもなりません。まるで，試験の前日に限って，部屋の掃除をする「ちびまる子ちゃん」と同じです。

　では，試験ストレッサーに対して，「リラックス」するようなコーピング方略の使用が効果的な場合とは，どのような場合でしょうか。一つは，試験に合格すること自体をあきらめることですが，この選択はあらたなストレッサーを生み出しそうです。もう一つ考えられることは，リラックスすることによって，試験勉強に身が入ったり，試験のための準備をする意欲がわいたりし，その結果，試験ストレッサーという問題が解決し，ストレス反応が低下する場合です。つまり，リラックスするようなコーピング方略を用いることで，試験ストレッサーという問題を，積極的に解決しようとするコーピング方略を用いることができ，その結果として，ストレス反応が低下するというわけです。

3．さらに，コーピングの効果を考える

　ここで，さらに，コーピングの効果について考えてみましょう。リラックスするようなコーピング方略が効果を発揮したのは，試験という問題に積極的に対処するようなコーピングを用いた時でした。すなわち，1つのストレッサーに対して，2種類のコーピング方略を用いたのです。日常生活でも，特定のコーピング方略だけを用いているわけではありません。たとえば，通勤電車が満員で不快な思いをしているとしましょう。音楽を聴くことで通勤中の不快な思いをごまかすと同時に，帰宅前にエステに出かけ，さらに，通勤に便利なマンションを購入するために小銭を蓄えます。このように，われわれは，さまざまなコーピング方略を用いて，ストレッサーに対処しているのです。コーピングとストレス反応との関係を考える時，ある特定のコーピング方略をどの程度使用しているのかということよりも，同時に，どのようなコーピング方略群を用いているのか，そのことが重要となります。

　このことを考える際に重要となる概念が，コーピングの柔軟性です。コーピ

ングの柔軟性とは，ストレッサーに遭遇した際，個人が置かれている状況に応じて，適切なコーピング方略を選択し，実行に移すことができる能力を意味します。個人が置かれている状況は刻々と変化するため，使用すべき適切なコーピング方略も刻々と変化します。たとえば，加藤（2007b）は，あるストレッサーに対して，あるコーピング方略を用いても，効果がなかった場合，そのコーピング方略を用いることをあきらめて，別のコーピング方略を用いることが，ストレス反応を低下させる，ということを明らかにしました。テレビや雑誌などでは，「自分に合ったストレス解消方法を見つけよう」などと，われわれの心を引きつけるような見出しが見られますが，ストレス解消方法はそんな単純なものではありません。ストレスを解消するといっても，単に，カラオケに行ったり，お酒を飲んだり，エステに行ってリラックスすればいいというものではないのです。状況の変化に応じて，より適切なコーピング方略を用いるという豊かなコーピングの柔軟性を身につけることが必要なのです。

　何か嫌なことを経験した時，われわれは，それをストレスだと感じます。そして，ストレスに出くわすと，ストレスに出遭わない方法を考えようとします。しかし，ストレスに遭わない方法を見つけ出すのは困難なことです。もし，ストレスのない世界で生きることができたとしても，何不自由なく，何一つ，嫌なことのない世界は，逆に，不愉快な世界かもしれません。ストレスに出遭ったら，ストレスのない世界を望むのではなく，ストレスとうまくつきあえる世界を望みましょう。ストレスとうまくつきあうことこそが，コーピングなのです。

　コーピングにはいろいろな方法があります。ストレスから逃れようと，もがくこともコーピングですし，ストレスの原因を探り，その問題を解決するのもコーピングです。どのコーピングも，うまくいく時もあれば，うまくいかない時もあります。ストレス社会に生きるみなさんは，柔軟にコーピングを使いこなす能力が問われています。

（加藤　司）

自己・文化とこころの健康

あなたは，自分と友達を比較したりしながら「自分ってどういう人間なんだろうか？」と考えたり，「どういう人が人に好かれるんだろう」，「どういう人が幸せな人生をおくるんだろう」などと考えたことはありませんか？　青年期以降になると，私たちはこのようなことがらについて考えをめぐらせるようになります。この章では「私」のありようについて，文化によるちがいや精神的に健康なあり方に焦点をあてながら見ていくことにしましょう。

第1節　自尊心と精神的健康

1.「私」とは何か？

「私」とは何か？　——これは哲学者達が古くから考えてきた問です。この問を心理学の領域で取り上げたのは，社会心理学の祖といわれるジェームズ (James, 1892) でした。ジェームズは，人間の「**全体的自己**」は「**知る自己**」と「**知られる自己**」に分かれるとしました (図3-1 参照)。「知る自己」は，「**主我**」 (主体となる自分) の機能をもつと言われ，たとえば「私は自分について考えた」の「私」のように，行動し，知る主体であると定義されています。一方，「知られる自己」は，「**客我**」 (客体となる自分) の機能をもちます。先ほどの文章「私は自分について考えた」の「自分」のように，意識の対象，知られる対象であると定義されています。このうち「知られる自己」のように，自分自身に対して抱いているイメージや認識の全体を「**自己概念**」と呼びます。

```
全体的自己 ┬ 知る自己
          │  （主我．英語の"I"） ┬ 物質的自己
          └ 知られる自己         ├ 社会的自己
             （客我．英語の"me"） └ 精神的自己
             ＝
             自己概念
```

図3-1　自己の概念図

ジェームズはこの自己概念について，次の3つから成り立っているとしました。1つめは**物質的自己**といい，自分のものや，触ることのできる物体から得られる自分のイメージのことをいいます。これには，自己の身体など直接自分に所属するもの，さらに人・場所・物といった自分には直接所属しないものから得られるイメージを含みます。たとえば，○○な顔，洋服を持ち，○○な家に住む私，などです。2つめは**社会的自己**といい，社会のなかでの自分の役割や，他者が自分のことをどう感じているかといったことから得られる自己のイメージのことをいいます。たとえば，私は末っ子である，部長である，友人から「お人好し」と思われている，など，他者とのあいだでつちかわれる自分に対するイメージです。3つめは，**精神的自己**といいます。これは，自分の能力，価値観，感情，興味，意見や性格など，直接触ることはできないが，自分に所属している，より内的な側面から定義される自己のイメージのことをいいます。たとえば「私はソフトボールが得意だ」「タレントのXが好きだ」「のんびりした性格だ」などの認識があてはまります。

2．「私」を知るための動機

　自己概念は，個人に関する比較的変化しにくいイメージのことを指しますが，その内容についての評価のことを**自己評価**といいます。また，その評価結果についての本人の受容度のことを**自尊心**といいます。つまり，自己評価は「自分は人気者だ」「スタイルが良い」「頭が良い」など，「良い―悪い」の次元でとらえられる考えのことで，自尊心は「私は自分のことが好きだ」「満足している」のような考えのことを指します。

　人は，常にさまざまな他者とやりとりを行い，互いの特徴についての認識，評価をしながら日常生活を送っています。そのようななかで，人は自分や自分が所属する集団に関して詳しく知ろうとし，またできるだけ自分を価値のあるものととらえたいと思っています。このように「自分や自分が属する集団について知りたい」という動機には，主に以下の3つがあるとされています（Baumeister, 1998）。

　1つめは，自分について正確なことを知りたいと思う**自己査定動機**です。こ

れは，人が自分の性格や能力について，たとえ悪い情報であったとしても「正しい」ことを知りたいと思う動機です。たとえば「自分は野球が好きだが，野球選手としてどれだけ成功できるだろうか」などの疑問について正確な情報を知りたいと思う動機です。この動機をもつ理由は，自分に関しての情報を正確に把握した方が，将来やまわりの状況に適切に対応できるからです。

2つめは，自分について良いことを知りたいと思う**自己高揚動機**です。これは，自己への楽観的な評価を含むもので，現状や将来を自分の評価が良くなるように解釈したいという動機です。客観的で正確な情報よりは，主観的で「自分は優れている」という認識を重視することによって，自尊心をより良い状態に保つことができ，それが将来の行動へのやる気につながります。

3つめは，良い悪いにかかわらず，自分がもっている自己概念を確認したいと思う**自己確証動機**です。たとえば「自分は思いやりのある人間だ」と思っている人が，他者から「あなたは思いやりのない人だ」と言われたとしたらどうでしょうか。「自分のことをわかってもらっていない」と不快感をもつことでしょう。ここまでなら自己高揚動機とそれほど変わりません。逆に「自分は他者への思いやりがあまりないから改善したい」と思っている人が，友人に「あなたは思いやりにあふれた人だ」と言われたとしたらどうでしょうか。今度は誉められているわけですが，やはり「自分のことをよくわかってもらっていないのでは」と残念に思うことでしょう。つまり，人は自己概念と合わない評価を他者から受けるとそれを不快に感じ，もともとの自己概念に合うような（自己評価が低い領域については低い評価の）主張を行ったり，自己概念に合うようなことを言ってくれる人を好んだりするのです。

人は，上の3つの動機をさまざまな状況に応じて使い分けていますが，最終的には自己高揚動機を満足させようとします。なぜなら，自己高揚動機が満足することで，結果的に自尊心が高まるからです。

3．自尊心の高さと対人関係

さて，このように基本的に人は自尊心を高めようと思ってはいますが，世の中には自尊心の高い人（高自尊心者）と低い人（低自尊心者）がいます。この自尊

心の高さと低さは，日常生活にどのような違いをもたらすのでしょうか。さまざまな研究において，高自尊心者は低自尊心者よりも，自分自身や状況を肯定的にとらえ，安定した自己概念をもち，成功期待が高いことがわかっています。さらに高自尊心者には主観的な幸福感が高い人が多いようです。

ただ，高自尊心者が常に望ましいかというと，実はそう明確ではありません。自尊心が過度に高い人は，他者への攻撃性が高く，自分自身に対する否定的評価に弱いことがわかっています。また高自尊心者は現実よりも過度に良い方に誇張された自己評価をもつため，現実に対する自己認識が甘く社会でうまくやっていく能力が低い，という結果も示されています。これらの特徴は，他者との関係維持にあたって悪影響を及ぼすものが多いため，自尊心が高すぎる人は社会的に不適応になるという主張もあります。

ただし，どれだけ高い自尊心をもち，その高い自尊心をどれだけ他者に示すことが許されるかは，その人が所属する文化（国）によって異なると思われます。次の節では，価値観や自尊心についての比較文化研究をみていきましょう。

第2節　文化的自己観と精神的健康

1．文化による価値観の違い

人が所属する「国」や「文化」によって，価値観や行動様式が異なることは，文化人類学の分野で20世紀のはじめより指摘されてきました。心理学の分野で「文化」の問題がさかんに取り上げられ始めたのは，第二次世界大戦後，人々の国際的な交流がさかんになってからのことです。文化を比較した有名な研究に，多国籍企業IBMに勤める世界53カ国の社員を対象にして，人々の価値観を1967年と1973年に比較した大規模な調査があります（Hofstede, 1991）。回答者総数117000人にも及ぶ膨大な調査データをもとに，ホフステードは文化を5次元でとらえることが可能であると考えました（表3-1参照）。この調査の結果，世界53カ国の人と比べて日本人は「女性性と男性性」という次元では男性性が高く（人間関係より物質的な成功が重視される），「不確実性の回避」という次元では，不確実性を回避したがる傾向が高い（規則を変えることや

表3-1　ホフステードの文化5次元の分類

次　元	説　明
1. 権力格差	富や権威の関係など，社会的不平等の大きさで測定される。たとえば上司と部下の関係が平等ならこの得点は低くなる。日本は権力格差の高さ46位。上位には中東諸国や東南アジア諸国が入っている。
2. 個人主義対集団主義	個人の利益と集団の利益のどちらが優先されるか，という指標。日本は個人主義度22位。アメリカは1位。
3. 男性性と女性性	社会で重要視されるものを示す指標。男性性が強い社会では物質的・金銭的な成功が重視され，女性性が強い社会では良い人間関係などが重視される。日本は男性らしさ1位。
4. 不確実性の回避	不確実性の回避傾向が高い（あいまいさに寛容でない）社会では，規則を変えたり，転職をする人は少ない。日本は不確実性回避度7位。アメリカやイギリスは下位。
5. 長期志向対短期志向	短期志向の価値観は，早く結果を出すことを期待するが，長期志向の価値観では物事を長い目で見る傾向がある。日本は長期志向度4位。1位は中国，ほか東アジア諸国が上位5位を占めている。

(注：順位づけは調査が行われた1967～73年時点でのものなので，現状とは少し異なる可能性がある。)

転職を好まない）ことが示されています。このように同じ質問項目をさまざまな国の人達に尋ねて比較することにより，各国の人々の特徴を量的に把握することができます。

2．文化による自尊心の高さの違い

ディーナーら（Diener & Diener, 1995）は，自尊心（自分自身への満足度）や人生への満足度について，31カ国13000人を調査対象とした比較文化研究を行いました。図3-2を見ると明らかなように，さまざまな国のなかで，日本人や韓国人の自尊心や人生への満足度はとても低くなっています。これを見ると，日本人や韓国人は不幸せな人生を送っているように思えます。実際に，日本人や韓国人は自分への満足度が低く，自分のことを良く思いたいという自己高揚動機が低い，と主張する研究もあります。

しかし，本当にそう結論できるでしょうか。東アジアでは自分について「謙遜」することが美徳とされることもあり，単一の次元で比較するだけでは不十分だという指摘があります。この点について次で詳しくみていきましょう。

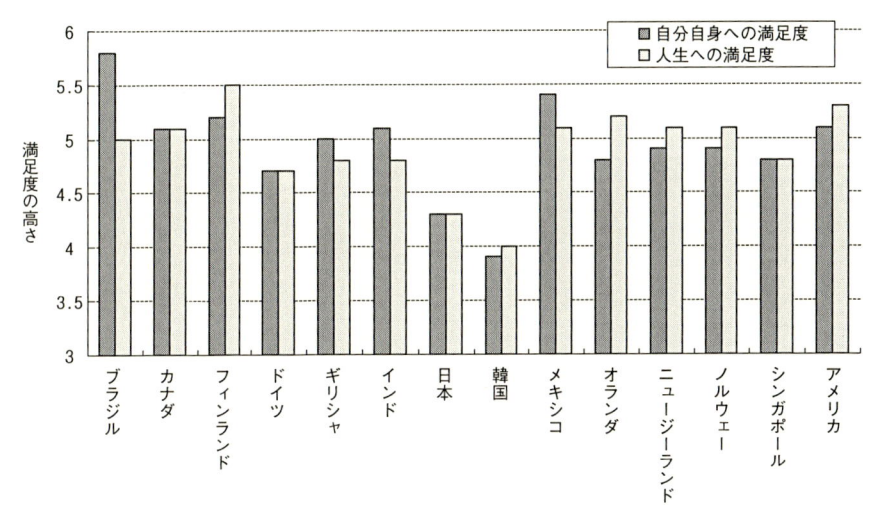

図3-2 自尊心と人生満足度の国際比較調査の結果
(注：Diener & Diener, 1995 より抜粋して作成。尺度得点は、1（最悪）〜7（とても良い）の7件。)

3．文化による自己評価の違い

　多くの心理学の実証研究においては，北米では「自分自身が有能であり良い特徴を備えている」と認識する傾向（前述の**自己高揚傾向**のこと），とくに「自分を他者と比較した場合，自分の方が他者よりも優っている」と認識する傾向が非常に強くみられています。またそのような自己高揚傾向が高いほど，精神的健康も高いという報告が数多くなされています（たとえばTaylor & Brown, 1988）。

　他方，日本においては北米のように明確な結果が得られるわけではありません。自己高揚傾向がみられないことを示す研究もありますが，日本人にとって重要な領域（たとえば，やさしさやまじめさなど）では，自己高揚傾向がみられることを示す研究もあります。また，遠藤（1997）は，日本人は親密な他者と自分を比較する際，「その他者の方が自分よりも有能であるという評価」を行う傾向があることを示しました。これは自分のことを下に見積もる（これを**自己卑下**といいます）という意味で，北米での結果と逆です。しかし同時に日本人は，その親密な他者と自分との関係は，他の人たちの親密な関係よりも良い関係であるとする**関係性高揚**を行っているという興味深い点も指摘しています。さら

に小林（2002）は，親しい友人や母親と自分との関係性を高く評価する（関係性高揚を行う）人ほど，本人の主観的な幸福感が高いことを示しています。

　それでは，どのような自己評価をもつことが，その社会のなかでうまくやっていったり，こころの健康を保ったりすることと関係するのでしょうか。北米での研究では，人は他者と比べて自分の方が優れていることを確認することによって，自分に自信がもてたり，その結果他者から好かれたり，また実際に成功したりして，社会に適応することができるとされています。他方，日本では「自分」について主張しすぎるのは逆効果で，「自分と他者との関係」をすばらしいととらえる方が，他者から好かれ，自分に自信もでき，適応的だといわれています。

4．自分の成功をどのように語るか

　ここまで，「自分をどう評価するか」を見てきましたが，ここでは，「自分が大きな成功をおさめた時，人はそれをどのように他者に語るか」を見ていきましょう。600人以上の一般市民（20～60歳代）を対象とした調査で，村本・山口（2003）は，人は自分自身の成功（大切な試験でとても良い点をとったり，重要な仕事をやり遂げて高く評価されたり，スポーツや習いごとで賞をとったりするなど）を他者に語る時「謙遜して控えめに話す」か「謙遜せずありのままに喜びを表す」かを4件法（4段階）で尋ねました。

　その結果，人は自分の成功について「家族」や「親しい他者」に話す時には，「友人」に話す時よりも，謙遜せず自己高揚的に話すことがわかりました。また，この傾向は性別や年代を超えて一貫していました。そして，同じ「家族」でも，「家族との心理的一体感が強い」人は，「一体感が弱い」人に比べて，自分の成功をありのままに話すことも明らかになっています。さらに，自分のことを卑下的に話す傾向は，年代が上がるにつれて強くなっていました。

　このように，「自分をどう評価するか」だけでなく「自分についてどのように語るか」においても，人は人間関係の間合いをはかりながら行っているといえるでしょう。周囲の人が自分の努力や能力を高く評価してくれる人であれば，自己高揚的になっても嫌われる心配がなく，安心して自分の成功をおおっぴら

に語ることができるのです。逆に親しくない他者の前では「空気を読んで」自己卑下をしておく方が人間関係をスムーズに運べるといえます。このように，日本においては「時と場所」を選んだ語り方をすることが，他者との関係を良好にし，本人のこころの健康も良くし，長期的な適応につながるといえます。

5．文化による自己観のちがい——文化差の説明

これまで述べてきたような文化差はなぜ存在するのでしょうか。1990年代になって，さまざまな側面で見られる文化差の説明のひとつとして，「文化によって『自己観』が異なる」ことが主張されてきました（Markus & Kitayama, 1991）。「自己観」とは，「ある文化において人々のあいだで共有されている，人一般についてのモデル」のことを指します。

欧米文化においては「相互独立的」な自己観が優勢であり，そこでは人々は自分自身のことを「能力や性格など，自身がもつ特徴によって把握する」とされています。他方，日本を含む東洋文化においては，「相互依存的」な自己観が優勢であり，そこでは人々は自分自身のことを「他者と自分との関係性の良さや，集団のなかで自分がもつ役割の重要性などで把握する」とされています。

図3-3aは**相互独立的自己観**を模式的に図に示したものです。この図にあるように，相互独立的自己観が優勢な文化では，自己は他者とは区別され，切り離された実体であるとされます。そして，そのような文化や社会でうまく適応していくためには「みずからのなかに望ましい特徴を見出し，それらを外に表現し，現実のものとしていくこと」が重要であるとされています。つまり，このような文化においては，人は「自分がいかに有能であるか，望ましい特徴をもつか」を積極的に他者にアピールする方が，人に好かれ，その社会でうまく適応して生きていける，ということになります。

それに対して，図3-3bに示したような**相互協調的自己観**が優勢な文化においては，自己の境界線は他者との境界線と重なり合ったあいまいなものとなっています。そのような社会でうまく適応していくためには，人は「意味ある社会的関係を見出し，みずからをそのなかの重要な一部分として認識し，またまわりの人にそう認識されること」が重要であるとされます。つまり，このような

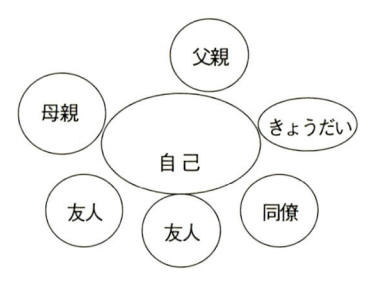

図 3-3a　相互独立的自己観の模式図 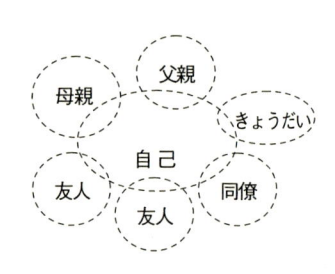　　図 3-3b　相互協調的自己観の模式図

文化においては，人は「周囲の人たちと良い人間関係を築いていくこと」が非常に重要となります。

　相互独立的自己観が優勢である北米では，外見や知性など個人を他者から際だたせる能力において自分の有能さを感じることが，主観的な幸福感といった社会的適応の程度を高める重要な要因になっているといえます。他方，相互協調的自己観が優勢である日本においては，良い人間関係をもっていると感じられることが，主観的な幸福感を高める重要な要因になっているということになります。また，自分について他者に話をする場合は「自分がどれだけ良い人間関係に恵まれていて，周囲の人といかにうまくやっているか，また周囲の人たちに良い人だと思われているか」という内容を話した方が，その社会でうまく適応して生きていける，ということになります。

6．文化と人生への満足度

　何が人生への満足度を引き出すか，という点を国別に調べた大規模な比較文化研究があります。大石ら (Oishi *et al.*, 1999) は，39 カ国 5 万人以上に対して調査を行い，人生への満足度が何によって得られるのかを調べました。その結果，経済的に貧困な国では経済的な満足度が人生への満足度に強い影響を及ぼしている一方で，経済的に裕福な国では，家庭生活の満足度が人生への満足度に強い影響をもつことが示されました。さらに，個人主義の国では集団主義の国と比べて (個人主義と集団主義については，表 3-1 を参照)，自尊心や自由という欲求が満たされていることが人生への満足度につながっていることが明らかに

されました。

　この調査からもわかるように，自分への評価や自分の人生への満足感，また自分と他者との関係などについてどのように感じるかは，それぞれの人が住む社会のなかでのルールや規範によって変わります。つまり，人はそれぞれの文化のなかで認められている方法をとりやすいということです。それが結果的に幸福感の高さなどの社会的適応につながると考えられるのです。

第3節　所属することへの欲求と健康行動

1．ソシオメーター理論

　人が生きていくためには，時代や年代を問わず，その人の生存のために，他者との**社会的絆**が不可欠です（第6章などを参照）。たとえば，狩猟や採集時代ほどの昔であれば，食べ物を獲得したり捕食者からの攻撃をかわしたりするために他者と協力し合うことは不可欠でした。現代でも，学校や職場でうまくやっていくためには，他者との良い人間関係はなくてはならないものです。またどんな文化においても，人は他者との関係を断ち切って一人で生活していくということは不可能です。

　バウマイスターとリアリー（Baumeister & Leary, 1995）は，「**所属欲求**」という概念を提唱し，「人は社会的な絆を形成し，社会的に受容されたいという基本的な欲求を持つ」という**所属仮説**を考えました。バウマイスターらによると，「所属」は快感情（快い感覚）を生み出し，また親しい人との「別離」を経験したり想像するだけでも，私たちはさまざまな不快感情を経験します。また食欲や睡眠欲などと同じように，所属欲求もなんらかの理由により阻害されたらそれを補充する必要があるとしています。さらに，社会的絆がうまく確保されないと，人は不安が高まり，ストレスが増加し，不適応に陥ることになります。

　そのため，人間は他者から排除されていないかどうかを常に敏感にモニターしておく必要があります。このように，自分の対人関係がうまく維持されているかを示す主観的指標を**ソシオメーター**といいます。車やバイクのガソリンメーターを想像するとわかりやすいでしょう。どちらも，高いレベルにあると満

足し，下がってくると危険信号がともります。ソシオメーターでも，同じ社会の人間として，あるいは関係パートナーとして他者から十分高く評価（尊重）されていると察した時には満足します。しかし，排除の危険性が高い（ソシオメーターのレベルが低い）と察した時は，不安が高まり，排除の危険性を低減するように，人に受け入れられるような行動を行い，適正レベルへの回復をめざすとされます。

2．社会的排除と健康行動

所属欲求が満たされない場合，つまり他者から拒否されたり孤立したりして孤独感が非常に高くなると，人はどのような行動に出るのでしょうか。リアリーら（Leary et al., 2003）は，1995～2001年に起こったアメリカの学校での銃乱射事件について分析し，15件のうち13件において，加害者は対人的拒絶を経験していたこと，また13件のうち多くにおいて悪意のあるからかいやいじめ，長期にわたる仲間はずれを経験し，学校の社会生活のなかで周辺に追いやられていたことを明らかにしました。

このように，近年の研究により「社会的な排除」が「攻撃行動」など，さまざまな不適応行動を起こすことが明らかになってきました。ここではとくに，「社会的排除」が「健康行動」に影響を及ぼすという研究を紹介しましょう。

トゥエンギーら（Twenge et al., 2002）は，図3-4に示した手続きをもって，社会的排除の状態とそうでない状態を作り出し，その後の健康行動の選択にどのような違いが出るかを検討しました。実験参加者は，実験の最初に受けた性格テストの結果だと言われ，「将来受容条件」，「将来不幸条件」，「将来孤独条件」の3種類のフィードバックのいずれかを受けました。このフィードバックは，「将来不幸条件」と「将来孤独条件」は，どちらも不幸な内容ですが，「孤独条件」の方のみ「対人関係における不幸」を予想しており，同じ「不幸」でも対人関係における不幸がどれほどのインパクトをもつかを調べるのがポイントです。

参加者は，上記の「将来所属条件」，「将来不幸条件」，「将来孤独条件」のいずれかのフィードバックを受けた後，3つの行動選択をする機会が与えられま

```
                        性格テスト
                    ↙     ↓     ↘
         偽のフィードバック（現実には参加者の性格とは関係がない）
┌─────────────┐ ┌─────────────┐ ┌─────────────┐
│ 将来所属条件 │ │ 将来不幸条件 │ │ 将来孤独条件 │
│ 生涯実りの多い人│ │人生の後半になっ│ │将来孤独に過ごす│
│間関係に恵まれる│ │て，事故を起こし│ │ことになる性格で│
│性格です。結婚は│ │たり巻き込まれた│ │す。現在の友人は，│
│安定し長期間にわ│ │りしやすい性格で│ │20代後半には徐々│
│たり，友人との関│ │す。手足を何度か│ │に離れていきます。│
│係も生涯にわたる│ │骨折したり，車の│ │結婚も短期間で終│
│ものになります。│ │事故に何度か遭っ│ │わり，孤独に過ご│
│常に友人に囲まれ│ │たりします。   │ │すことになります。│
│て過ごすでしょう。│ │              │ │              │
└─────────────┘ └─────────────┘ └─────────────┘
```

3つの健康行動の選択（いずれも選択肢bの方が健康に良い）

選択1：実験参加のプレゼントとして，a)高脂肪のチョコレート菓子 b)低脂肪のシリアル菓子のどちらを選ぶか

選択2：余った時間を，a)娯楽雑誌を読むか，b)自分自身の健康に関する質問に答えて健康増進のための説明を受けるか

選択3：脈を測る際，a)座って待ってから測るか，b)2分間運動してから測るか

注）運動して身体に負荷をかけてから測った方が，身体の健康状態についてより詳しい情報が得られると説明されている

デブリーフィング
①この実験の目的，②最初に受けた性格テストのフィードバックは実験参加者の本当の性格とは関係がなく，実験の目的のために実験者がランダムに割り振ったものだという説明，③お詫び，という内容を丁寧に説明する。

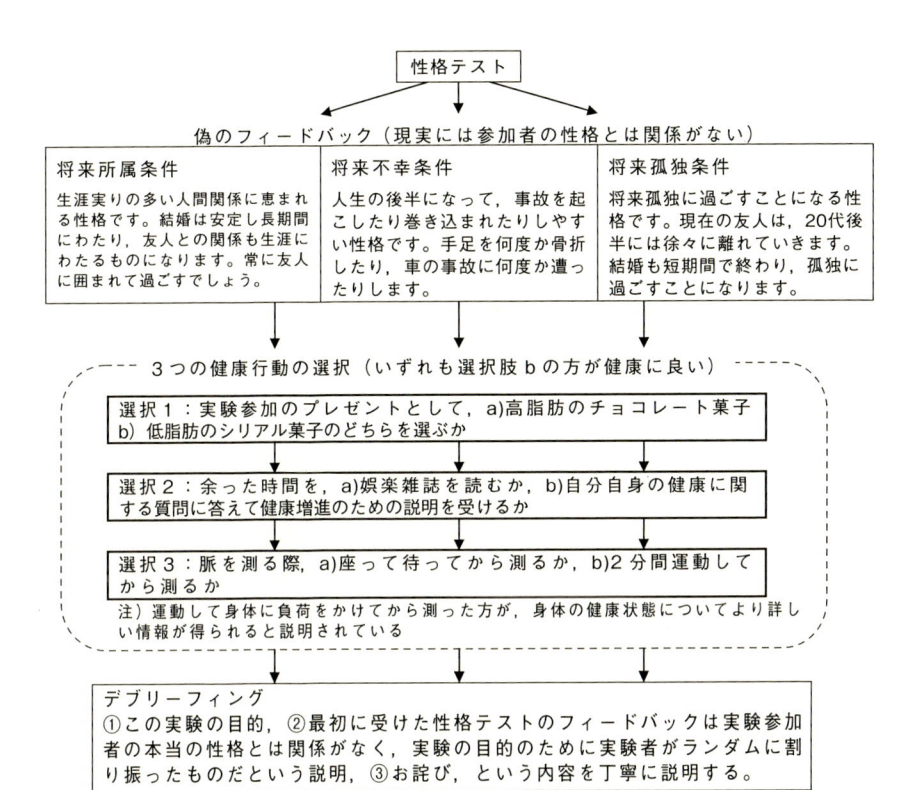

図3-4 トゥエンギーらの実験手続き

した。1つめは実験参加のお礼としてのお菓子，2つめは余った時間の使い方，3つめは自分の身体についての情報の内容です。この実験の目的は，性格テストの結果というフィードバックの違いによって，その後の行動の選択が異なったかを調べるというものです。

結果は以下のようなものでした。将来所属条件の参加者は，上記の3つの選択で，健康的行動を3回中平均で2.11回選択したのに対し，将来不幸条件の参加者は平均で1.77回，将来孤独条件の参加者は平均で0.78回選択しました。この結果より，将来孤独条件の参加者は，他の2つの条件よりも明らかに健康行動をとらなかったことがわかります。このように将来は孤独に過ごすでしょうというフィードバックを受け取っただけで，健康に良い行動がとられな

くなってしまうというのは驚きではありませんか？

　このように社会的に排除され，所属欲求が満たされなかった人々は，自分の健康にとって良いとわかっている行動でも，それを行うのが難しいということがわかります。つまり，将来的に孤独感に悩まされると思ってしまうだけで，人は自分にとってより良い行動がとれなくなるのです。結婚している者は未婚者や離婚・死別した人よりも精神的，身体的に健康であるという研究もあり（DeLongis *et al.*, 1988），所属欲求が満たされないことが，人にとってどれほど重要な影響を与えるかということは明らかです。本節の最初にも述べたように，社会的な絆がうまく確保できず孤独感が高くなった個人は，自分自身のためになる行動をとることができなくなるだけでなく，他者を傷つけるような行動に出ることもわかっています。

◇―◇―◇―◇―◇―◇―◇―◇―◇―◇―◇―◇―◇―◇―◇―◇―◇―◇―◇―◇

　本章では，「私」のありよう，「私」をめぐるさまざまな動機，「私」への評価や「私」についての語り方が文化によってさまざまに影響を受けていることをみてきました。そしてそれぞれの文化に合わせた方向で「私」を作り，「私」を語ることが，最終的に他者との人間関係を良くし，社会的な適応に導くということもみてきました。また，社会的に排除された「私」は自分にとって良い行動がとれなくなることも示しました。

　読者のみなさんも今後，海外や，国内でも見知らぬ土地に出かけたりする機会は多くあると思います。自分が行かなくとも，職場や近所で見知らぬ土地からの訪問者に接する機会はあるでしょう。グローバル化がますます進む今後は，そうした人々とコミュニケーションをとる機会は増えてくると考えられます。その時には「文化によって『自分のあり方』が異なるんだな」，「今は社会的な絆が減っているからこう考えてしまうんだな」などと考えてみると，コミュニケーションの摩擦が減り，やりとりがよりスムーズに進むと思います。本章で得た知識をたずさえ，さまざまな「文化」に接触する機会を楽しんで下さい。

◇―◇―◇―◇―◇―◇―◇―◇―◇―◇―◇―◇―◇―◇―◇―◇―◇―◇―◇―◇

（小林　知博）

Chapter 4

医療とうまく
つきあうために
―信頼できる，質の高い医療情報ができるまで―

　人は体の病気になった時，再び健康を取り戻すために病院などの医療機関を利用し，できるだけ早く元の状態を取り戻したいと思います。もしもあなたが深刻な病気にかかったとしたら，あなたはできるだけ早く，適切にあなたの病気を治してくれる医師に巡り会い，しかもつらい治療ではなく，できるだけ快適に治療を受けたいと願うでしょう。長年のあいだ，医療は人の体の病気を治すことを追求してきました。しかしそれだけを追求してきたために，患者さんにとっての心地よさの部分を犠牲にしてきたところがあります。ところが最近になって，体のことだけでなくこころのことも含めた，全体の質（クオリティー）の向上をめざすようになってきています。これは，単に医療現場における方針が変わったということだけではなく，われわれの生活にも大きく影響するものです。この章では，より良い医療をめざすためのしくみについて解説し，医療とどのようにつきあっていけば，われわれの幸福がどのように実現されるのかを考えてみたいと思います。

第1節　医療とつきあっていくために

1．くらしのなかの医療

　近年わが国で話題となったテレビドラマのなかに，医療現場を舞台にしたものがたくさんあることを，みなさんもご存知のことと思います。「Dr. コトー診療所」「ブラックジャックによろしく」「医龍」などの日本の作品だけでなく，最近では，「ER」のように，海外の医療ドラマも人気のようです。どの作品においても，描かれるのは医療そのものにとどまらず，医療の進歩や困難に向かい合う時の，人間の苦悩と成長です。こうしたドラマが若者をはじめ多くの人々に受け入れられる背景には，医療への関心の高まりがあると思います。

また昨今，産科医不足による救急の妊婦たらい回し事件など，医療の暗部が浮き彫りになるニュースも多く，人々はみずからのこととして危機感を抱き，関心を寄せているのではないかと思います。それでは，私たちは医療とどのようにつきあえばよいのでしょうか？

　そこで本章ではまず，現代医療において，本当に効果のある治療法とは何か？　つまり，信頼できる情報とは何か？　ということについて解説します。さらに，効果があるというだけではなく，患者にとっても心地よい医療を実現するための，近年医療現場で重要視されてきている**クオリティー・オブ・ライフ**（生活の質）を取り上げます。まず，これを調べる手法とその背景について心理学との関連から解説し，その後，クオリティー・オブ・ライフについての説明を行います。医療とどのようにつきあえば，われわれの幸福がいかに実現されるのかについて考えてみる機会を提供できたらと思います。

2．本当に効果のある治療とは？

　もしあなたが，X病という内臓の病気にかかったとします。そのため，あなたの住む街にあるかかりつけの α 大学病院という病院を受診しようかと考えています。この病院の内科では，X病という内臓の病気の患者さんに対しては，その内科の教授が開発した治療法 A を行うことが，そこに所属する医師全員に求められてきました。ところが，最近，この X 病に対しては，治療法 A よりも効果のある治療法 B が開発され，欧米のいくつもの研究でその効果が示されており，日本でもひんぱんに用いられるようになってきていました。この治療法 B は新聞でも取り上げられ，あなたもそれを目にしています。ところがその内科の教授は，この新しい治療法 B を好まず，部下の医師たちに治療法 A を行うことをきつく命じているため，彼らは仕方なく治療法 A を続けていました。

　このような状況をあなたはどう思うでしょうか？　あなたは治りたいと思ってこの病院に来ていますので，もし明らかに治療法 B の方に効果があるなら，治療法 A よりもそちらを希望するでしょう。しかし「主治医の先生に悪いから，他の病院に行けないな」と感じるかもしれません。これまでの医療では，

この病院のように，ある特定の人（教授）の経験や権威を基準に医療を提供するということが行われてきました。

しかし最近では，そういったやり方ではなく，効果があるという結果の出ている治療法を積極的に選択して治療を行うやり方が重要視されてきています。このやり方のことを，エビデンス・ベースト・メディスン（Evidence Based Medicine；以下EBM）と呼んでいます。EBMとは，個人的な経験や直感による医療ではなく，きちんとした科学的根拠（エビデンス）に基づいた（ベースト）医療（メディスン）を行うという考えです。今や，EBMを実践することは，医療の健全な発展に欠かすことのできない，基本的な理念となっています。

先に述べた科学的な根拠すなわちエビデンスとは，先ほどの治療法Bのように多くの研究においてその新しい治療法が有効であると示されたものです。では，どのようにしてその治療法が有効であるというエビデンスを示すことができるのでしょうか？

先ほどのX病の治療法で言えば，X病の患者さんだけを対象に，実際に新しい治療法Bを用いて治療を行い，その治療法が安全かどうか，そして効果があるかどうかを調べた研究の結果のみが，エビデンスとして認められます。このようなある治療法の効果や安全性を明らかにするための研究のことを「臨床試験」と呼び，さらに，そのなかでも「無作為化比較試験」と呼ばれる方法で調べられたものが，より信頼できるエビデンスとなります。では次にその手順を説明していきましょう。

第2節　信頼できる医療とは？

1．治療効果をどうやって確かめるか？

治療効果を確かめるための試験（ここでは，「**無作為化比較試験（Randomized Controlled Trial：RCT)**」）を，実際にどのように行えばよいのか，具体的な例をあげてみましょう。まず，先ほどのX病の患者さんが20名いたとして，その集団に対して有効と考えられる新しい治療法Bを開発したとします（図4-1）。この新しい治療法に効果があるかどうかを確かめるためには，まずこの20名

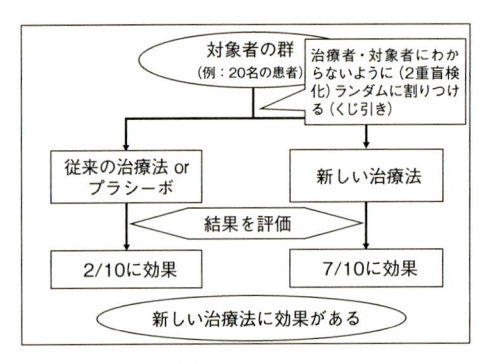

図4-1 ランダム化比較化試験 (Randomized Control Trial: RCT)

の患者さんを，"新しい治療法を行う群"と，従来の治療あるいはプラシーボ（偽薬；詳しくは，後で説明します）という効果のない治療法を使う"コントロール群"（統制群とも呼ばれ，新しい治療法の群との比較のために用意する群）の，2つの群に分けるところから始めます。今回の例では，プラシーボではなく，先ほどの α 大学病院で開発された治療法 A をコントロール群として，新しい治療法 B とその効果を比較することにします。20名の患者さんはこの2つの群のどちらかに割り振られることになりますが，その際は，くじ引きや乱数表を用いてランダム（無作為）に割り振りが行われる必要があります（たとえば，症状の重い患者さんを意図的にどちらかの群に割り振るということがないようにしなければいけません）。また，その割り振りについては，一般に治療に関わらない第3者機関が情報を管理します。この手続きによって，患者さん本人にも治療にあたる医師にも，その患者さんがどちらの群に割りつけられたかわからないようにするのです。

　この試験では，それぞれ10名ずつの患者さんがランダムにそれぞれの治療法に割り振られたとします。そして，患者さんがどちらの群に割り振られていたかは，数カ月後，治療の成績がすべて出てから，臨床試験を管理する第3者機関が明らかにします。その結果，図のように，治療法 A は10人中2人に効果があったと認められ，治療法 B は10人中7人に効果があったことがわかりました。この結果を見ると，明らかに治療法 B の方が優れた治療法であると理解できるでしょう。もちろん治療法 A でも10人中2人に効果がみられたため，まったく無意味というわけではありません。ただ，この試験からは新しい治療法 B の方が優れているといえるため，実際の臨床場面では，まず最初に使われるべきは治療法 B で，その次に治療法 A となるべきでしょう。

　ここにあげたようなやり方が，無作為化比較試験と呼ばれる，新しい薬など

の医療の有効性を示すための科学的な手続きのことです。新しい薬を正規の薬として販売するためには，この手続きにのっとった研究がなされていることが必須になります。この無作為化比較試験では，くじ引きの結果や乱数表の利用といった，患者さんがどの群に割り振られたかわからなくするための手続き（これを**盲検化**もしくはブラインド化といいます）が重要となってきます。これは2つの段階があって，患者さんの割り振りを，患者本人だけにはわからないようにするものを一重盲検化，治療者にもわからないようにするものを二重盲検化（ダブルブラインド）といいます（先ほどの例は二重盲検化です）。なぜわからないようにするのかというと，患者さんは通常「新しい薬を投与しますよ」と説明されて薬を出されると，「これは古い薬です」と言われた場合に比べて，その効果に対して期待する気持ちが生まれ，出された薬をきちんと飲むようにがんばったり，なんとなく効果があるように感じたりするからです。つまり，期待が結果に影響を与えてしまう可能性があるのです。そうなると，得られた効果が新しい薬によってもたらされたものか，患者さんの期待による効果なのかがわからなくなってしまいます。このような現象は，まったくなんの成分も含まれない偽の薬（プラシーボ）を出された場合でも起こることから，「**プラシーボ効果**」と呼ばれています。

　さらに治療者の方でも，その患者さんに新しい薬を出す（新しい治療法を行う）とわかっていると，知らず知らずのうちに患者さんにプレッシャーをかけてしまい，結果に影響してしまうかもしれません。これらプラシーボ効果や治療者の期待による効果は，心理学的な影響といえますが，このような可能性を排除して，できるかぎり純粋に新しい治療法の効果を示すために，盲検化という手続きが必要なのです。

2．治療への信頼性を表す，エビデンス・レベル

　以上のように，無作為化比較試験の結果は，その結果が明らかであることに特徴があります。しかし1回だけの無作為化比較試験では，割り振られた患者さんの群自体にたまたま偏りがある可能性が排除できません。つまり，治療法Aに割り振られた患者さんたちがとくに治りづらく，治療法Bに割り振られ

表4-1 EBMにおけるエビデンス・レベル
（米国の医療政策研究局：AHCPR, 1993）

高↑ ↓低		
	Ⅰa	複数のランダム化比較試験のメタアナリシスによる
	Ⅰb	少なくとも1つのランダム化比較試験による
	Ⅱa	少なくとも1つのよくデザインされた非ランダム化比較試験による
	Ⅱb	少なくとも1つの他のタイプのよくデザインされた準実験的研究による
	Ⅲ	比較研究や相関研究，症例対照研究など，よくデザインされた非実験的記述研究による
	Ⅳ	専門家委員会の報告や意見，あるいは権威者の臨床経験

た患者さんがとくに治りやすかったためにこういう結果になった，というような可能性です。そのため，複数の同じ目的の無作為化比較試験の結果をすべて合成して分析するということが行われます。たとえば治療Aが有効であるという結果が3つの研究で得られている一方で，4つの研究では有効ではなかったという結果が得られているとすると，この治療法Aには本当の効果がない可能性があります。逆に効果が認められた研究数の方が多ければ，その治療法が有効であるという情報の信頼性はさらに高くなります。このように複数の研究結果を統合することは**メタアナリシス**と呼ばれています。

　これまで見てきたように，ある治療法に関する権威のある大学の教授の意見，一つの無作為化比較試験の結果，複数の無作為化比較試験の結果と，順を追うごとにその情報の信頼性が高くなっていくことがおわかりいただけると思います。このような情報がいわゆるエビデンスと呼ばれるものです。米国の医療政策研究局（US Department of Health and Human Services, 1993）の定義によると，EBMにおけるエビデンスは，表4-1に示した6つの段階からなるレベルがつけられています（表4-1では上にいくほどエビデンスの信頼性が高くなります）。このレベルに従うことによって，それを見た人はその治療法にどれくらいの信頼できる情報が得られているのかをすぐに理解することができます。

3．信頼できる医療のための，5つのステップ

　このようなエビデンスに基づいて医療を行うとどうなるでしょうか？　ここで再びあなたが，X病という内臓の病気にかかったとします。そして，かかりつけのa大学病院はエビデンスベーストな診療を行う病院に変わったとしま

す。その場合，あなたの主治医はまず表4-2に示したような5つのステップに従って診療を始めるはずです。それでは，次にそれぞれの段階について少し説明を加えてみましょう。

表4-2　EBMにおける5つのステップ
(厚生省医療技術評価推進検討会報告書，1999)

1	目の前の患者に関して臨床上の疑問点抽出 (病状について注意深いコミュニケーションを行い，なにが問題かを明らかにする)
2	病状に関連するエビデンスを検索 (疑問点に関連するエビデンスを示した実験・試験に関する報告書や論文などを検索する)
3	得られた文献（エビデンス）の妥当性を評価 (探し出したエビデンスがほんとうにあなたの治療に役立つか，一つ一つ点検する)
4	文献（エビデンス）の結果を目の前の患者に適用 (最も病状にふさわしいと判断されたエビデンスのある治療法を，実際に適用する)
5	自らの医療を評価 (病状が治療によりほんとうに改善されたのか，注意深く確かめる)

(1) ステップ1「コミュニケーション」

もし，あなたの主治医があなたの症状について十分に情報を引き出せなかったら，どうなるでしょうか？　病状を正しく判断できなければ，どんなに良い治療法があっても問題は解決しないでしょう。つまり医療者側のコミュニケーションがうまく機能しないと，この後のEBMのプロセスは無意味になってしまいます。EBMに限らず現在の医療では，医療者─患者間のコミュニケーションの質を向上させるためにさまざまな取り組みがなされています。とくにがん医療では，「悪い知らせ（Bad news）」を患者に伝えなければならない場合がしばしばあり，それを伝える際のコミュニケーション・スキルを磨くトレーニングプログラムが開発されています（内富・藤森，2006）。そのなかではたとえば，事実を知った患者の感情や反応に，医療者が丁寧に応答することなどが教示されています。

(2) ステップ2・3「エビデンスを探す・妥当性を調べる」

あなたから丁寧に情報を得た後は，医学的情報を調べ，あなたの病状に対してある治療法が実際に合うものかを慎重に検討することになります。しかし実際は，主治医が1日何十人も来る患者一人ひとりに合わせて最新の治療法に関する論文を検索しつつ診療するというのは，時間などの面で現実的でありません。そのため，各疾患に関してエビデンスを集約した診療ガイドラインが作成され，より効率的なEBMの実践を助けています。

しかし，エビデンスとガイドラインの整理は発展途上のため，すべての病気においてエビデンスが確立しているわけではなく，実際にはあなたの病状にぴったり合うエビデンスがないこともあります。その場合は事例報告や権威者の意見を参考にし，改めて病状を丁寧に見て治療方針を考えるというように，慎重な臨床的判断が必要になります。

（3）ステップ4「エビデンスを適用する」

　あなたの病状にぴったり合う治療法のエビデンスが見つかり，病気を劇的に改善するという新薬が処方されたとしましょう。しかし，この薬には吐き気をもよおすという副作用があり，もしかするとあなたは，その副作用のために薬を飲むのをやめてしまうかもしれません。そうなるとこの治療法は，エビデンスが十分あるとしても，本当に役に立つものとはいえません。

　これは，患者さんが適切に治療を受けなかったり，治療を最後まで継続できなかったりするという，治療における患者さんの「行動」上の問題といえます。このような行動を**「受療行動」**と呼びます。この受療行動の問題はEBMの一つの盲点といえます。EBMのエビデンスが，優れた医療をめざして治療の内容を充実させるものであるのに対して，「受療行動」は，患者さんが医療とどのようにつきあっていくかを示すものといえます（平井，2005）。つまり，その薬の真の効果を発揮させるためには，**人と医療のつきあい方（受療行動）**に関する知見が必要なのです。

（4）ステップ5「結果を評価すること」

　治療が行われた後には，その治療が本当にあなたの病状を改善させるものであったかどうかをきちんと点検しなければいけません。これがEBMの最後のステップになり，あなたに対して行った医療が良かったのか悪かったのか，問題があるならばどのように修正したらいいのかを評価する段階となります。もしあなたの症状が消失すれば，その治療は良かったということになりますし，逆に症状が消えていなければ，再び5つのステップの最初の方に戻って，あなたの主治医はあなたと十分に相談しながら別の方法を考えなければなりません。この段階を完成させることなしに，EBMを実践したということはできません。

ここで重要なのは，あなたの主治医ができるだけ客観的に（思い込みや偏見なしに）結果を評価することです。しかし，結果の評価というのは，病気が治ったかどうかという単純なものばかりではありません。具体的に述べると，「痛み」のように，患者さん本人に評価してもらう形でしか結果がわかりえないものもあります。つまり，簡単には客観視できないものも医療の評価の対象になるということです。そこで次節では，このような患者さんからの視点に着目し，近年，医療の結果を評価するということにおいて非常に重要なテーマになってきている，クオリティー・オブ・ライフ（QOL）について説明します。

第3節　クオリティー・オブ・ライフ（QOL）

　もしあなたがちょっと高級なホテルに宿泊した場合，チェックアウトした時にどう思いますか？　その宿泊全体に良い印象をもった時，「良かった」という言葉が出てくるのではないかと思います。「長い時間寝られた」ということも重要な要因ですが，どちらかといえば「快適に過ごせた」ということが「良かった」という言葉につながるのではないでしょうか。このような「良かった」という言葉に表されるものをわれわれは，「量」（例：睡眠の時間）に対する「質」や「クオリティー」（例：よく眠れた）として表現します。そして，われわれの人生や生活におけるそのような「質」や「クオリティー」のことを，**クオリティー・オブ・ライフ**（Quality of Life：QOL：生活の質，人生の質，人生の価値）と呼びます。つまり，医療を受けた時の，利用者である患者やその家族が「良かった」と感じる部分に相当するものが QOL なのです。

1．医療における患者の視点

　長い間，医療の現場では，血液検査などの検査の値や医師の判断によって，その患者にとって治療して「良かったか」どうかを評価してきました。たとえばがんの場合は，「手術でがん細胞をすべて摘出した」，「抗がん剤治療をした後，画像検査で映ったがんの大きさが小さくなっていた」となれば，その治療を患者さんに行って「良かった」ということになります。ところが，とくに

抗がん剤治療の場合は，吐き気や脱毛などの深刻な副作用を伴うことがあります。これは，この治療法が，毒性の高い薬物を使って体内のがん細胞を直接攻撃する治療法だからです。これまで抗がん剤治療の結果の判定は，体内のがんが小さくなったかどうかを基準に行われてきました。そのため，患者さんを悩ます副作用はほとんど考慮されることなく，薬の効果のみが判定され，薬剤としての認可がなされてきました。ところが，がんは小さくなったものの，同時に患者さんの正常細胞が破壊されたために，結果として生存期間が短くなったり，多大な苦しみをもたらしたりしたケースがありました。そこでまず，抗がん剤治療は患者さんの命を本当に長らえさせているのか？　という問題を評価しようと考えられました。これがきちんと明らかになれば，がんは小さくなったけれど生きられる期間も短くなった，という悲しい結果は起こらなくなります。これは，**「5年生存率」**（がんの治療開始から5年後に生存している人の割合）という言葉で説明される，命の長さを指標とした評価の仕方です。

　命の長さという点が明らかになると，次に患者さんが実際に感じている苦痛や副作用の有無を，直接本人に聞いてみようということになりました。つまり，「患者の視点」からその治療が「良かった」かどうかを聞いてみようというアイデアです。このように，「患者の視点」から医療の結果を評価しようとする試みこそが，医療におけるクオリティー・オブ・ライフの評価なのです。この試みは1980年代にアメリカで始まりましたが，その代表的なものとして，**医療評価研究**（Medical Outcome Study）をあげることができます（Tarlov AR, et al, 1989）。

2．高いQOLとは？

　がん医療では，どのような状態を指して「QOLが高い」というのでしょうか？　具体的にどういった要素があると，その患者さんのQOLが高いと判断できるのかについて，ここで少し考えてみましょう。実際のところ，QOLを高めるものとしては，"がん細胞の縮小"と"長い生存期間"をのぞいた，あらゆる要素があてはまる可能性があります（図4-2）。

　たとえば身体疾患の患者さんの場合，その人がほんとうに「良かった」かど

うかを判断するためには，その人の生きがいや幸福感，友人との関係，仕事や家庭生活のこと，そして現実に疾患により影響される身体症状や抑うつ，不安などの精神症状の部分など，多岐にわたるものが含まれているでしょう。ある人にとっては，病室の日当たりが「良かった」ことがQOLに非常に大きく影響するか

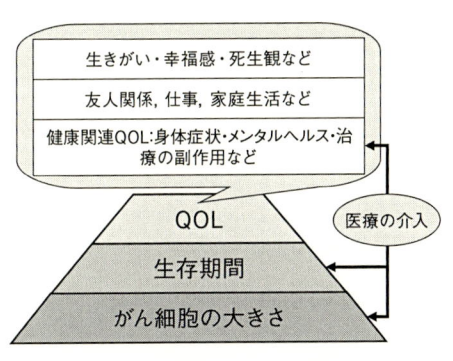

図4-2 がん患者のQOLの段階的概念

もしれません。このためQOLは時にさまざまな意味をもつ混乱した言葉として用いられることがあります。しかし，実際にその患者さんへの直接の医療行為によって変化しうる部分というのは，ある程度限られています。治療によるQOLの変化を調べる場合は，医療行為によって変化する可能性のある部分だけを対象に評価する必要があります（図4-2）。そこで，QOLのうち，たとえば"痛みを感じず生活できているかどうか"というように，健康状態によって直接左右され，医療が直接介入できるような領域を**「健康関連QOL」**と定義し，それを測定しようとさまざまな取り組みがなされるようになりました（池上ほか，2001）。

また，従来の医療の評価においては，「治った」「治らない」あるいは「生存」「死亡」という2つの対極的な値によって評価がなされていましたが，QOL評価においては，患者自身がQOLの高さを"どの程度"感じているかを評価する形となり，患者自身がそれぞれの項目に自分がどのくらいあてはまると感じるかを評定する，というスタイルがとられます。つまり，「良かった」「悪かった」というだけでなく，「とても良かった」や「少し悪かった」といった複数の連続する選択肢が用意されるようになりました。さらに，社会生活や日常生活などの複数の側面から（多次元で）評価することも，QOL評価の特徴のひとつです（池上ほか，2001）。

3．QOL を測るための，心理学の取り組み

医療の結果を評価するために QOL を用いるのであれば，QOL というものさし自体が客観的かつ正確でなければなりません。QOL はもともと，患者が個人的に感じていることを測定しているため，それを他者から見ても明らかなものさしのなかに位置づけるよう変換する必要があります。具体的にいうと，たとえば，患者本人が"かなりしんどいなあ"と感じているとしたら，その度合いを，"1～5のうちの4"という値に置き換えなければならないのです。ただし，なんでも適当に置き換えればよいというわけにはいきませんので，その変換のための理論が必要になりました。そこで用いられたのが心理学的方法であり，なかでも**計量心理学**（Psychometrics）という，心をはかることを研究する領域が重要な役割を果たしました。この計量心理学的方法で作成されたものを，とくに「尺度」と呼んでいます。

詳しく説明しますと，QOL の尺度を開発する研究では，多くの場合，まず複数の人に QOL に関するインタビューをするなどして（このようなやり方を質的研究と呼びます），QOL の要素として考えられる項目の集まりを用意します。この時点では，QOL を測るために非常に重要な項目からあまり重要でない項目まで，色々なものが混じっていますので，それをふるいにかける必要があります。そこで，その項目の集まりを載せたアンケート（質問紙）を作り，調査に協力する人の特徴がかたよらないよう配慮した上で，大人数を対象にアンケート調査を行います。そこから得られたデータを統計的に解析し，最終的にQOL 評価のために適切な項目だけを選び出します。このようなプロセスを経て尺度として作られたものが，狭い意味での QOL 評価のためのツールといえます。これにより，異なる集団間や異なる時期などのさまざまな比較が可能となり，「ある患者のグループと比較して，このグループの患者はQOLが高い」，「5 年前に比べてこの病院の患者の QOL は高くなった」といった評価を行うことが可能になるのです。

4．QOL 評価のための尺度

医療の領域で用いられる代表的な**健康関連 QOL 評価尺度**に SF-36 と呼ばれる

尺度があります（福原・鈴鴨，2004）。この尺度は，36項目で構成され，日本語版も作成されています。8つの領域（身体機能・日常役割機能（身体）・身体の痛み・社会生活機能・全体的健康感・活力・日常役割機能（精神）・心の健康）について，わが国における平均的な数値（国民標準値）を基準に，その人のQOLの高さを評価できるようになっています。この尺度は多くの研究で用いられていますが，全般的なQOLを測るよう作られているために，特定の治療の影響を評価することができないという欠点がありました。そこで，疾患毎にQOL評価のツールが作られるようになってきました。たとえば，がん医療の領域では，抗癌剤治療や外科治療などの治療の効果が評価できるように，副作用として出やすい疲労感や吐き気などの症状や，治療により生じる経済的影響などの指標を含んだQOL評価尺度がヨーロッパで開発されました（EORTC QLQ-C30；Aaronson, 1993）。

　この尺度は，本章の前半で示した無作為化比較試験の結果を比べるための指標として用いられ，QOL向上をめざした新しい抗癌剤治療法が，従来の抗癌剤治療法と比べてがんを小さくさせる力は変わらないが，副作用が少なく，患者さんの負担が小さいということが実際に調べられました。そして，その結果がエビデンスとして医療のなかに取り込まれるようになりました。つまり，患者さんにとって「良かったか」どうかという「患者の視点」が医療のあり方に反映されるようになったのです。これによって，医療の世界でも，たとえばホテルが宿泊客の声をきちんと聞き，それをもとにサービスや施設を改善しているように，患者さんの声を治療法や医療のあり方の改善に生かすようになったのです。

　　第3節に示したように，抗癌剤治療の開発研究の現場で，QOL評価尺度が医療の結果や効果を評価する試みに取り入れられたことをきっかけに，患者さんのQOLを高める治療法が実際の医療に導入されてきました。治療の結果を評価する際に，患者のQOLを確かめるというこの流れは，医療においてわれわれの幸福が実現されつつあることの一例といえるでしょう。本章では，医療の結果を評価するという視点から，最終的にわ

れわれの幸福が医療で実現されるためには，まずはわれわれ自身が，われわれの視点から「われわれの幸福」というものを主観的に評価することと，またそれを少しでも客観的にわかるように整理していく取り組みこそが非常に重要であるということを見てきました。その際に，「われわれの視点」というきわめて主観的であいまいなものを，数値で測定される客観的な指標に変換するという心理学の取り組みは不可欠なものです。われわれの社会のなかには，今回取り上げた医療以外の領域でも，心理学の取り組みによってさらにわれわれの幸福が実現されるような領域が数多く残されているのではないかと思います。本章の話題が，少しでもみなさんの領域でのあらたな視点の開拓につながっていくように願っています。

◇─◇─◇─◇─◇─◇─◇─◇─◇─◇─◇─◇

(平井　啓)

運動・スポーツと こころの関係

Chapter 5

あなたは，身体を動かすことが身体に良い効果をもたらしてくれることは知っているでしょう。それでは，身体を動かすことは，こころにはどのような影響があるのでしょうか？　また，ダイエットや健康のために「定期的に運動をするぞ！」と決意してみても，なかなか続かない……みなさんにもそんな経験はあるのではないでしょうか。それでは，運動を継続して行うためには，どのようなコツがあるのでしょうか？　さらにあなたが，スポーツを行っている（行っていた）としたら，試合で実力を発揮できなかったという経験があるかもしれません。では，試合で実力を発揮するためにはどうしたらよいのでしょうか？　この章では，「運動・スポーツ」に焦点をあてて，こころと身体の関係を学ぶことをめざします。

第1節　身体活動や運動がこころに与える影響

1．運動によるこころの変化を体験する

身体活動（身体を動かすこと全般をこう呼びます）や運動を定期的に行っている人は，高血圧，糖尿病，肥満，心臓病，がん，骨粗しょう症（骨の量が減って骨がもろくなる病気），寝たきりなどになる確率や，死亡率が低いことがわかっています。そして，身体活動や運動を定期的に行うことは，精神的な健康にも良い効果があることも確認されてきました。くわえて，身体活動や運動をある時1回だけ行ったとしても，**感情**などの心理面に良い効果をもたらしてくれることが多くの研究で明らかにされています。それでは，身体活動や運動が心理面にどのような恩恵があるか，実際に体験してみましょう。

図5-1は，運動を行う際に使用する感情尺度（荒井ほか，2003）です。この尺度は，ネガティブな感情である「否定的感情」，ポジティブで活性した感情で

ある「高揚感」（いきいきとした感情），ポジティブで沈静した感情である「落ち着き感」（リラックスした感情）を測定します。この感情尺度を用いて，運動が心理面にもたらす恩恵を体験してみましょう。

■■実習1■■

1．図5-1の感情尺度を3枚用意します。
2．どのような運動を行うか決めます。たとえば，20分間のウォーキングやジョギングなどを選ぶとよいでしょう。すこし息がはずむくらいの運動の方が効果を感じやすいと思いますが，くれぐれも無理のないように。とくに，普段運動をしていない人は，あまりきつくならないように気をつけてください。
3．運動を行う前に，図5-1の感情尺度に記入をします。記入し忘れがないか一度確認したら，運動を行う準備をします。準備体操や水分補給も忘れずに。
4．準備ができたら，実際に運動を行います。友達と運動する場合は会話を楽しみながら，外で運動する場合は外の景色を眺めて風を感じながら，運動するとよいでしょう。
5．運動を終えたら，再度，図5-1の感情尺度に記入をします。
6．もし時間があれば，さらに5分～10分経過してから（その間は休憩してください），再度，図5-1の感情尺度に記入をします。
7．記入した感情尺度について，「否定的感情」得点，「高揚感」得点，「落ち着き感」得点をそれぞれ別々に算出します。図5-1のように，「否定的感情」の得点は，項目番号5，6，10，11に○をつけた数値

下の各項目について，現在あなたはどの程度感じていますか？
当てはまる数字に○をつけてください。

		全く感じない	あまり感じない	どちらでもない	すこし感じる	かなり感じる
1	燃えあがった	1	2	3	4	5
2	安心した	1	2	3	4	5
3	安らいだ	1	2	3	4	5
4	夢中な	1	2	3	4	5
5	沈んだ	1	2	3	4	5
6	いやがった	1	2	3	4	5
7	落ち着いた	1	2	3	4	5
8	のんびりした	1	2	3	4	5
9	わくわくした	1	2	3	4	5
10	心苦しい	1	2	3	4	5
11	うろたえた	1	2	3	4	5
12	胸おどる	1	2	3	4	5

否定的感情　（項目番号 5, 6, 10, 11 の合計）
高揚感　　　（項目番号 1, 4, 9, 12 の合計）
落ち着き感　（項目番号 2, 3, 7, 8 の合計）

図5-1　身体活動・運動場面で用いる感情尺度（荒井ほか，2003）

を足し合わせ,「高揚感」の得点は項目番号 1,4,9,12 に○をつけた数値を足し合わせ,「落ち着き感」の得点は,項目番号 2,3,7,8 に○をつけた数値を足し合わせます。
8．運動に伴う,「否定的感情」得点,「高揚感」得点,「落ち着き感」得点の変化をチェックします。

　いかがだったでしょうか,それぞれの感情得点は変化しましたか？　実際にやってみると,思っていた以上に感情が変化したことを感じたのではないでしょうか。運動のきつさや実施時間にもよりますが,いくつかの研究において,運動の終了後には「否定的感情」が低下し,「高揚感」が増加することが明らかにされています。また,運動終了5～10分後には「落ち着き感」が高まってくることも確認されています。

2．運動中の「注意」について考える

　次に,運動を行う時に,どうしたらもっと心理的な効果を得ることができるかを考えてみましょう。あなたは,先ほどの運動中に,どこに注意を向けながら運動を行っていましたか。たとえば,地面を蹴る感触,自分の息づかい,腕を振るリズムなど,自分の身体や行っている運動そのものに注目した人もいるでしょう。反対に,好きな歌手の歌を頭のなかで歌ったり,ジョギングと関係ないことを考えたり,まわりの景色を眺めたり,一緒に運動している人とたわいもない話をしたりと,運動と関係ないものに注意を向けていた人もいるでしょう。

　これらの運動中に身体に注意を向ける,または身体から注意をそらすなどの方略を,**認知的方略**と呼びます（高井,2000）。認知的方略とは,「運動中に生じる問題に対処するための方略」のことです。荒井ら（2004）では,認知的方略を上手に活用することが,運動時に良い感情を獲得するために重要であることが指摘されています。認知的方略は,大きく分けると2つに分けられます。1つは,身体内部の感覚に注意を向けることで,これを連合的方略と呼びます。もう1つは,身体から注意をそらすことで,これを分離的方略と呼んでいます。

最近ではさらに，上で述べた身体内部―外部のほかに，現在行っている運動に関係がある―ないという視点を加えることで，認知的方略を4つに区分する研究も始められています（たとえば，Stevinson & Biddle, 1999）。具体的には，図5-2のチェックシートに示すように，(1) 内的モニタリング（疲労感や息づかいなどに注意を向ける），(2) 外的モニタリング（走路やタイムなどに注意を向ける），(3) 内的気晴らし（夢見ごこちでいる，または頭のなかで音楽を流す），および (4) 外的気晴らし（景色などまわりのものを楽しむ）の4つです。それでは，図5-2のチェックシートを活用して，あなたが運動中に使っている認知的方略と，運動に伴うあなたの感情の変化を探ってみましょう。

■■実習2■■

　基本的に，実習1とやることは一緒です。
　実習1の5の時に，図5-2のチェックシートを用いて，どこに注意を向けてい

今行ったジョギング中に，以下に示す内容をどれくらい行いましたか？
それぞれの項目について，もっともよくあてはまる1つに○をつけてください

	まったく行わなかった	あまり行わなかった	ふつう	たびたび行った	なんども行った
1. 内的モニタリング 　ジョギングと関係のある， 　身体の内側のことに注意を向ける 　例：疲労感，筋肉の張り，息づかい， 　　　のどのかわき，汗に注目する	1	2	3	4	5
2. 外的モニタリング 　ジョギングにとって重要な， 　身体の外側のことに注意を向ける 　例：道にある目印に注意を向ける， 　　　タイムに注意を向ける	1	2	3	4	5
3. 内的気晴らし 　ジョギングとは関係のない， 　身体の内側のことに注意を向ける 　例：頭の中で音楽を流す， 　　　夢見ごこちでいる	1	2	3	4	5
4. 外的気晴らし 　ジョギングにとって重要ではない， 　身体の外側のことに注意を向ける 　例：景色やまわりのものを楽しむ， 　　　走っているほかの人や道行く人を見る	1	2	3	4	5

図5-2　認知的方略のチェックシート

たか振り返ります。

　実習1の8の時に，図5-2のチェックシートと，「否定的感情」得点，「高揚感」得点，「落ち着き感」得点との関連を探りましょう。たとえば，図5-2のチェックシートのいずれかの項目得点が高かったから，感情に良い変化が得られたのではないかと考えたり，チェックシートのいずれかの項目得点がもうちょっと高かったら，感情がもっと良く変化したのではないかと予想したりしてみるとおもしろいかもしれません。

　あなたはどの認知的方略を多く活用していましたか？　そして，その認知的方略と感情の変化は，どのように関連していると予想されましたか？　認知的方略を上手に活用することで，私たちは運動による感情の変化をより好ましくさせることができるでしょう。

　あなたもよく知っているように，運動を継続して行うのは難しいことです。運動によって感情が好ましくなることは，「また運動しよう」と思うことにつながるために，とても重要なことです。ここでは，認知的方略について紹介しましたが，認知的方略以外にも，運動による心理的な効果と関連する要素はあるはずです。どうしたら，もっと心地良く運動を行うことができるか，あなたにとって最適な方法を開発してみてください。

第2節　運動習慣を身につけるためのこころへの働きかけ

1．運動習慣を5つのステージに分ける

　多くの人にとって，運動を継続して定期的に行うことは難しいことです。運動習慣は，まさに「三日坊主」と呼ばれるにふさわしい習慣のひとつだといえるでしょう。小学校から高等学校までは，週に何度か体育の授業があったため，なんらかのクラブに入っていなくても，ほとんどの人が定期的に運動やスポーツを行っていたと思います。しかし高等学校を卒業すると，多くの人にとって，定期的に運動やスポーツに参加する機会は失われてしまいます。たとえば，テニスサークルなどに入らなければ，運動やスポーツを定期的に行う機会はなくなってしまいます。

しかし，第1節の最初で見たように，定期的に身体を動かすことは，私たちに多くの恩恵をもたらしてくれます。別の見方をすれば，体育授業への参加が強制されることの少ない高等学校卒業後は，運動・スポーツをみずから積極的に行う機会を身につけるチャンスととらえることもできるかもしれません。このチャンスを積極的に生かして，あなたも活動的な生活を身につけてみましょう。

　残念ながら，わが国において，推奨されている身体活動量を満たす成人の割合は4人に1人しかいないと言われています。そこで，身体活動や運動を定期的に実践できるように支援するための研究と実践が近年行われています。ここでは，岡（2006）を参考にしながら，身体活動や運動の促進に役立つ代表的な理論モデルとして，**行動変容ステージモデル（トランスセオレティカル・モデル）**を紹介します。このモデルは，ある行動（たとえば運動）の実施に関する動機づけの程度や，実際の行動実施の程度によって，対象者を5つの運動行動の変容ステージに分類します（表5-1）。まず，運動をしていない人は，「運動をしていないし関心もない」という前熟考期（無関心期と呼ぶこともあります）と「運動をしていないが関心はある」という熟考期（関心期と呼ぶこともあります）の2つのステージに分けられます。次のステージは不定期に運動している「準備期」で

表5-1　運動行動の変容ステージ（岡，2006）

① 前熟考（無関心）期	近い将来（6カ月間）には運動する意図がない段階
② 熟考（関心）期	近い将来（6カ月間）には運動する意図があるが，実際には現在は運動をしていない段階
③ 準備期	望ましい水準ではないが，自分なり（不定期）に運動している段階
④ 実行期	健康への恩恵を得る望ましい水準で運動しているが，始めてから間もない（6カ月以内の）段階
⑤ 維持期	望ましい水準での運動を，長期（6カ月以上）にわたって継続している段階

あり，さらに，定期的に運動を行っている人は，「行っているが始めたばかり」という実行期と，「行っていて，かつ長期間継続している」という維持期に分けられます。

2．ステージに合わせて働きかけを変える

　誰かの行動を変えようとする（たとえば運動を定期的に実施するように支援する）場合，行動変容ステージモデルでは，まず対象者が現在どの変容ステージにいるかを明らかにします。その上で，対象者が感じている行動のメリットとデメリット（**意思決定バランス**と呼びます）と，行動の実施を阻害する状況に直面してもその行動を継続できるという感覚（**セルフ・エフィカシー**と呼びます）を考慮しながら，行動変容を促す際に役立つ方略（**変容プロセス**と呼びます）を考え，対象者に働きかけることが重要です。

　たとえば，前熟考期にいる人に対しては，少しでも身体活動や運動を実施することの恩恵を感じられるような働きかけを行ったり，熟考期にいる人には身体活動や運動を実施することの負担感が少なくなるような支援を行ったりすることが有効です。また，準備期や実行期の人には，セルフ・エフィカシーが高まるような働きかけを行うことが効果的だといわれます。セルフ・エフィカシーが高まる働きかけの例としては，効果的な目標設定や，自分の活動を記録するセルフ・モニタリング，または運動したことで自分に褒美を与える自己強化などがあります。さらに維持期にいる人には，なんらかの大きな出来事（就職，引越し，結婚など）によって身体活動や運動習慣が中断してしまわないような働きかけが重要になります。

　　　　　　■■実習3■■
　表5-1から自分の運動行動の変容ステージをチェックしてみましょう。さらに，本書の解説を参考にして，ステージを進めるために有効な考え方やスキル（技術や技法）を考えてみましょう。
　また，あなたのまわりにいる人に，運動行動の変容ステージを聞き，その人の運動に対する考え方について尋ねてみましょう。その人がさらにステージを進めたいと考えているようであれば，そのためにどうすればいいか，考え方やスキル

を一緒に話し合ってみましょう。

　高等学校までは，あるスポーツが苦手だったり，走るのが遅かったりして，運動やスポーツに対して嫌悪感を抱いていた人もいるのではないでしょうか。しかし，高等学校卒業後は，その考えを変えてもいいのです。つまり，うまくなくても，速くなくても，運動・スポーツを定期的に行うこと，続けることが大切なのです。なお，身体活動や運動に関する行動変容ステージモデルについてさらに学びたい人には，マーカス・フォーサイス（2006）などを読むことをお薦めします。

第3節　競技スポーツで力を発揮するためのこころづくり

1．競技力を向上させるためのメンタルトレーニング

　強いスポーツ選手は，「心」「技」「体」の3つの要素が優れているといわれます。しかし多くの場合，スポーツの練習では，「技」「体」のトレーニングだけを行うことが多いのではないでしょうか。しかし，3つの要素がそろってはじめて強い選手になれるのに，「心」についてはトレーニングをしないというのは理屈に合わない気がしませんか？

　そこで，「心」のトレーニング，すなわち「メンタルトレーニング」が注目されています。メンタルトレーニングは，心理的な競技能力を高めるトレーニングのことで，競技力向上のために必要な心理的スキルを獲得し，実際に活用することを目的としています。そのため欧米では，メンタルトレーニングを心理的スキルトレーニングと呼ぶことも多いのです。表5-2では，メンタルトレーニングのスキルの一部として，4つのスキルを紹介します。

2．メンタルトレーニングをうまく活用するために

　メンタルトレーニングの良いところは，その気になればいつでもどこでも実施できるところです。しかし，本を読んだり，講義を聞いたりしただけで，車の運転ができるようにならないのと一緒で，メンタルトレーニングも実際に行わなければ効果を発揮しません。

■■実習4■■

あなたがもし，スポーツをする機会をもっていれば，今の自分に最適な心理的スキルを考えて，普段の練習から先ほど紹介した目標設定技法やイメージ技法を取り入れてみましょう。また，試合前にリラクセーション技法やサイキングアップ技法を取り入れ，実際に活用してみましょう。

表5-2 メンタルトレーニングで用いるスキルの例

■リラクセーション技法
　最適なリラックス状態を作り出すための方法です。具体的には，笑顔（スマイル）や深呼吸がよく用いられていますが，心理学の分野で確立されている技法なども用いられます。リラックスしようとする時，「リラックスしよう」ではなく，「リラックスしている」と言い聞かせることが重要です。

■サイキングアップ技法
　闘争心を高めて，興奮の水準を向上させるための方法です。気分を高めることで最高の状態を得たい時は，このサイキングアップ技法を用います。たとえば，テンポの速い音楽を聴いたり，短く速い呼吸をくり返したり，身体に刺激を与えたり，さらに，チームメイトと胸をぶつけ合ったり，ハイタッチをしたりすることがサイキングアップとして役立つでしょう。

■イメージ技法
　静かな状態で，プレーを心のなかに想起するために，あらゆる感覚を用いることをいいます。イメージ技法は，メンタルリハーサルと呼ばれることもあるだけに，イメージを使って実際のプレーのリハーサルを行うと理解してください。イメージ技法に熟達するためには，思い浮かべているイメージを「鮮明」で，かつ自分が思うように「コントロール」できることが重要です。多くの研究で，良いイメージを描ける選手ほど，高いパフォーマンスを発揮することがわかっています。

■目標設定技法
　あなたの夢を実現するためには，夢を具体的な目標として設定することが大切です。目標を設定するためには，自分自身のことを把握する必要があります（たとえば，心理的競技能力診断検査（DIPCA.3：徳永・橋本，2000）を用いて，自分の心理的な競技能力を把握するなど）。また目標設定では，結果目標（大会でベスト8に入賞する，所属するチームでレギュラーになるなど）だけでなく行動目標（その結果を得るためにどんな練習をするか）も重視します。ポイントとしては，具体的に目標を立てること，長期目標・中期目標・短期目標を設定すること，今の自分とかけ離れすぎた目標は設定しないこと，また，目標は文書化して（書いて）普段から見返しておくことなどがあげられます。

　メンタルトレーニングについてさらに知りたい人には，日本スポーツ心理学

会が編集した「スポーツメンタルトレーニング教本 (2005)」が役立つでしょう。この本には，メンタルトレーニングのスキルだけでなく，メンタルトレーニングを展開する方法や，メンタルトレーニングの実践例が紹介されています。なお，日本スポーツ心理学会は，メンタルトレーニングの資格である「スポーツメンタルトレーニング指導士」を認定しています。資格取得のための研修会なども行われていますので，興味のある人は学会ホームページ (http://www.jssp.jp/) を見て，情報を集めてはいかがでしょうか。

◇─◇─◇─◇─◇─◇─◇─◇─◇─◇─◇─◇─◇─◇─◇─◇

　この章で見てきたように，身体活動・運動・スポーツに共通する「身体を動かす」ということと，こころは深く関係しています。関心のある人は，本章の内容をもとにして，さらに学習を深めてみてください。
　イライラしている時やなんとなく疲れている時，私たちはついつい，自分のこころにばかり注意を向けてしまいます。そんな時こそ，思い切って身体を動かしてみてはどうでしょうか。意外と早く，気持ちが晴れていくかもしれません。また，運動習慣が続かない時やスポーツで良いパフォーマンスが発揮できない時は，気合いを入れようとするだけでなく，自分の状態を客観的に分析して，役立つスキルを積極的に活用するとよいでしょう。身体を積極的に動かすことを通じて，多くの人が，身体もこころも健康にくらせますように。

◇─◇─◇─◇─◇─◇─◇─◇─◇─◇─◇─◇─◇─◇─◇─◇

(荒井　弘和)

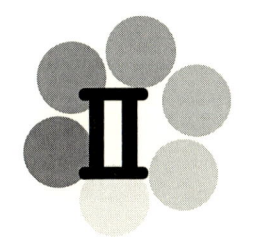

II 人とのつながりを考える

　私たちは，生まれながらに人とのつながりのなかにいます。母親と父親が出会って恋に落ちなければ，祖母と祖父が知り合って手と手を取り合わなければ，私たちはこの世の生を受けなかったはずです。また，私たちが無事に生まれてくるためには，医者や看護師やさまざまな人たちの協力が必要不可欠だったのではないでしょうか。そう考えれば，私たちは，細い細い偶然という糸の上を綱渡りしながら，人とのつながりのなかに生まれ落ちてくるといえます。

　人とのつながりは，時にわずらわしいものに思えるかもしれません。もし世界に自分一人だけだったら王様になれるのに，と思うこともあるかもしれません。しかし，本当に世界に自分が一人だけだったら，それこそ裸の王様どころか，どんな綺麗な服を着ても誰もほめてはくれないし，王様だってことを認めてくれる人もいないのです。そこに自分の望むありとあらゆるものがあったとしても，おそらくそれはひとときの満足しか生み出さないはずです。何かを見てどれだけ感動しても，何かを達成してどれだけ喜びを感じても，何かに思いを馳せて悲しみに打ちひしがれたとしても，すべては自分のなかだけで完結し，それを誰にも伝えることはできないのですから。

　私たちは，人とのつながりのなかで生きています。そのような人とのつながりについてここで少しだけ考えてみることにしましょう。

Chapter 6 ひとと人とをつなぐ絆

あなたは，自分がすごく不安になった時，誰に会いたいと思うでしょうか？勉強や仕事，対人関係などに疲れた時，あなたは誰の顔を見れば，ホッと心が安らぐでしょうか？ 両親や兄弟を思い浮かべる人もいれば，恋人や友人と答える人もいるかもしれません。人は自分一人で生きているかのように見えて，実はさまざまな人との心理的なつながり，絆のなかで生きています。他者とのあいだに心理的な絆を築くこと。それは，遥か昔，森から追われ，草原で孤高の狩人にもなれないか弱きサルであった人間が選んだ生きるための術だったのかもしれません。そうであるならば，人間とは，人と人とのあいだ（間）をつなぐ生きものであると考えることもできるでしょう。この章では，そのような人と人とをつなぐ絆について話を進めていくことにしましょう。

第1節　強い心の絆――愛着

1．子どもと親とをつなぐ絆

人間が生まれてはじめて築く絆は，多くの場合，親との絆，とくに母親との絆です。赤ちゃんと母親は，お互いに目と目で見つめ合ったり，抱き合ったりすることで意思や感情を伝え合います。このようなやりとりのことを母子間の**相互作用**と呼び，この母子間の相互作用が長期にわたってくり返されるうちに，赤ちゃんと母親とのあいだには，しだいに強い心理的な絆が形作られていきます。このような強い心理的な絆のことを愛着（アタッチメント）といいます。そして，愛着によってお互いに情緒的に結びついた関係のことを**愛着関係**と呼びます。ボウルビィ（Bowlby, 1969/2000, 1973/2000）は，人間や動物の母子関係でのさまざまな相互作用の観察研究を通して，この愛着についての理論，**愛着理論**を提唱しました。

赤ちゃんには，生まれつき特定の他者（たとえば，母親や父親）とのあいだに

愛着関係を成立させるためのさまざまな資質や能力が備わっているといわれています。たとえば，生後間もない赤ちゃんは，人の顔らしい図形をほかの図形よりも好みやすいことが知られています（図6-1；Fantz, 1961）。また，赤ちゃんは，眠っているときでも微笑を浮かべることがあり，さらに，ガラガラの音や何かにふれた際にも微笑むことがあります。このような現象

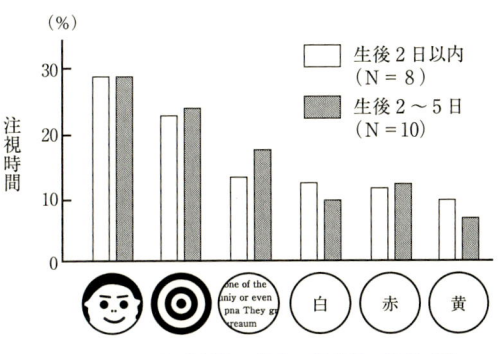

図6-1　6つの視覚刺激に対する新生児の注視時間
(Fantz, 1961)

＊赤ちゃんは図形が複雑になるほど注視時間が長くなる（その図形を好むようになる）。そのなかでも，人の顔らしい図形がもっとも好まれていることがわかる。

は，**新生児微笑**と呼ばれ，相手に対して喜びを伝えるような大人の微笑とは違い，生得的な（生まれながらの）微笑であると考えられています。

　人の顔をよく見て微笑むといった赤ちゃんの行動は，実は生得的なのですが，周囲の大人から見れば，それは意味のある行動としてとらえられやすいものです。つまり，大人は，赤ちゃんが私のことを気に入っているからこそじっと見て，微笑んでくれているのだと考えるわけです。すると，当然，そう思った大人は，自分に微笑んでくれている赤ちゃんに対して，積極的に働きかけ，赤ちゃんの反応を丁寧に観察し，それに応答しようとします。このことによって，赤ちゃんと大人（とくに親）とのあいだの相互作用は活発になり，結果的にそこに愛着が形成されやすくなるのです。

　また，大人の方にも赤ちゃんとの愛着を形成させやすくするために備わった生得的な機能があるとされています。では，図6-2のａとｂの顔を見てください。あなたは，どちらの顔をかわいいと思いますか？　もしくは，どちらの顔により親しみを感じ，近づいてみたいと思うでしょうか？　どうです

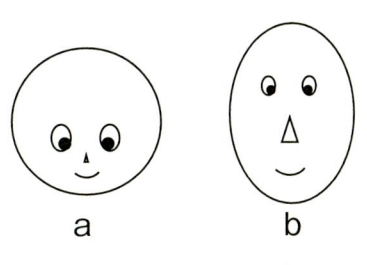

図6-2　赤ちゃん顔と大人顔

か？　おそらく，多くの人はaの顔と答えるはずです。それは，aの顔が赤ちゃん的な要素をもった顔（赤ちゃんらしい顔）だからなのです。aの顔は，輪郭が丸くて，おでこが広く，また，目も大きくて顔のパーツもぎゅっとよせ集まっています。このような特徴は，赤ちゃんの顔に見られるものです。それとは違い，bの顔は，顔が細長く，おでこは狭くて目も全体からみると小さめです。これは大人の顔に見られるような特徴です。つまり，私たちは，aの顔のように赤ちゃんに似た顔を見ると，本能的にかわいいという感情を抱きやすく，また，そのような顔をもつ対象を守ってあげたいと思いやすいのです。このような赤ちゃん的な要素を眼にしたときにかわいい，守ってあげたいと感じる人の生得的な機能は，大人の赤ちゃんに関わろうとする気持ちを高め，その結果，大人と赤ちゃんとのあいだに愛着を形成させやすくします。

2．人に愛着が必要な理由(わけ)

　それでは，なぜ人（赤ちゃんと大人の両方）には愛着を形成させやすくするような機能が生得的に備わっているのでしょうか？　それは，人間がほかの動物と比べて非常に未熟な状態で生まれてくることと関連しています。たとえば，馬や牛などの赤ちゃんは生まれて数時間後には自力で歩けるようになります。しかし，人間の赤ちゃんの場合，生まれてから1年間程度は自分で立ち上がることもできません。つまり，人間の赤ちゃんは，何かしらの危険が迫った時に自力で移動したり，お腹がすいた時に自分で食べたりすることができないような未熟な存在として生まれてくるのです。このことを**生理的早産**といいます。それゆえ，人間の赤ちゃんは，生きていくためにほかの誰かの力を借りざるをえません。言い換えれば，人間の赤ちゃんは，大人からの世話や養護なしに生きていくことが非常に困難なのです。そのために，人間には，世話や養護の必要な赤ちゃんとそれを提供する大人（主に親）とのあいだの結びつきを強め，愛着を形成させやすくするような機能が生得的に備わっていると考えられるのです。

第2節　子どもと親の愛着という絆

1．愛着関係の特徴

　先ほど，赤ちゃんと親，とくに母親との関係は愛着関係であると述べました。では，赤ちゃんと母親との関係，愛着関係にはどのような特徴があるのでしょうか？　愛着関係の4つの特徴について，赤ちゃんの発達に沿って話を進めていきましょう。

　まず，生まれてすぐの赤ちゃんは，生きていくために大人からの世話や養護を必要とします。そのため，赤ちゃんにとって面倒を見てくれる大人，母親が自分の側にいてくれているかどうかは非常に重要な問題となります。この母親が自分の側にいてくれるように赤ちゃんが働きかける（もしくは，働きかけようとする）こと，これを①**近接性の探索**といいます。たとえば，赤ちゃんの泣く，微笑む，しがみつくといった行動などは，母親を自分と近い距離に保つため（近接性の探索）の行動ということができます。赤ちゃんは，母親が近くにいることで母親に守られているといった感覚，**安心感**を抱くようになるのです。

　そして，赤ちゃんが7～8カ月ぐらいになると，母親が近くにいないと不安を感じ，母親が自分の側から離れていくことに抵抗を示すようになります。これを②**分離不安**（分離苦悩）といいます。この分離不安は，母親が近くにいないと赤ちゃんは安心感を得ることができなくなり，不安を感じやすくなるために起こります。この時期の赤ちゃんに見られる人見知り（見ず知らずの人が話しかけると顔をそむけたり，母親の胸でちぢこまったりする行動）もこの分離不安と関連した行動といえます。

　さらに，ちょっと大きくなって赤ちゃん（この頃になると，もう子どもと呼んだ方がいいかもしれません）が自分で移動できるようになると，3つめの愛着関係の特徴，③**安全な避難所**が現れてきます。幼い子どもは，動き回っているうちに今まで自分が見たことがないものを目にし，不安や恐れを経験することがあります。その際，子どもは自分の不安や恐れを解消し，安心や安らぎを得ようとして母親のもとに逃げ込むような行動を取ります。たとえば，母親にしがみついたり，抱っこをせがんだりするのは，子どもが不安や恐れを感じている時が

多く，それは子どもにとって母親が安全な避難所となっているためです。

しかし，子どももいつまでも母親にしがみついているわけにはいきません。母親のもとで自分の不安や恐れが解消されると，ふたたび自分から動き回り始め，好奇心を満たすための探索行動を開始します。この母親の存在によって安心感を得て，探索行動が活発に行えるということが，④**安全基地**という4つめの愛着関係の特徴です。

これら4つの愛着関係の特徴は，それぞれが独立したものではなく，お互いに関連し合っています。たとえば，子ども（もしくは赤ちゃん）には，安心感という目には見えないエネルギー源があると考えてみてください。安心感というエネルギーが満タンの時には，子どもは母親のもとを離れて探索行動を行います（④安全基地）。しかし，周囲に不安や恐れを感じるような脅威がある場合，もしくは母親という安心感を与えてくれる存在が自分の近くにいない場合，子どもの安心感というエネルギーはどんどんと減っていきます。そして，安心感というエネルギーがなくなりそうになると，子どもは安心感を満たす（補充する）ために母親のもとに戻ろうとするのです（③安全な避難所）（北川，2008）。

このような特徴をもつ愛着関係が親子間でしっかりと築かれているかどうか，また，しっかりした愛着関係がきちんと継続されていくかどうかは，子どものパーソナリティ（性格）や社会性の発達に影響するといわれています。つまり，親とのあいだに親密で情緒的な絆が築かれていることは，子どもの発育にとって重要なことなのです。

2．親子関係による愛着の違い

これまでは，生まれながらに（生得的に）人間に備わっている愛着について話を進めてきました。しかし，親子のあいだの愛着の形やタイプは，子どもと親の関係がどのようなものであるかによって異なってきます。このような愛着の形もしくはタイプのことは**愛着スタイル**と呼ばれます。たとえば，親が子どもを情緒的（感情的）に受け入れており，また，子どもの要求にきちんと応えている場合，子どもは親を含めた自分以外の（一般的な）他者のことを「信頼できる，頼れる存在」として考えるようになるでしょう。これは同時に，子ど

もが自分自身のことについて「養護され、愛される価値のある存在」として考えることにもつながっていきます。このような場合、子どもは安心感が満たされ、親に対して安定的な愛着を築きます。この**安定的な愛着**は、**安定型**と呼ばれる愛着スタイルです。

　しかし、親が子どものことを情緒的にあまり受け入れていない場合、もしくは子どもの要求にきちんと反応していない場合、子どもは親を「信頼できない存在」としてとらえやすく、また、自分を「愛されるに値しない存在」と考えることで、結果的に自分に対してもネガティブな考えをもつようになります。このような場合、子どもは安心感が満たされず、親に対して**不安定な愛着**を築いてしまう可能性が高まります。そして、子どもは満たされない自分の安心感を満たそうと、いくつかの特徴的な行動パターンをその対処法として身につけていきます。対処法のひとつとしては、親の注意を自分に向けさせるために、泣く、叫ぶ、だだをこねるというように過度に自分の否定的な感情（たとえば、不安や怒り）を表出するようになることです。このような愛着のタイプは、**アンビバレント型**と呼ばれます。もうひとつの対処法は、自分の安心感のよりどころを親に求めることをやめて、親自体への興味を低減させていくことです。このような行動パターンを身につけた子どもは、**回避型**の愛着スタイルが形作られたことになります。

　これら３つの愛着のタイプを測定するために、エインズワースら（Ainsworth et al., 1978）は、**ストレンジ・シチュエーション法**という実験的な観察法を開発しました。このストレンジ・シチュエーション法では、子どもは、母親との分離と再会、見知らぬ人との出会いを実験室というはじめての場所で経験します。そして、そのようなストレスを受ける状況での子どもの愛着に関連する行動（分離時に不安を表出するか、母親を安全基地として利用するかなど）を観察することで親子関係による愛着の違いを調べるのです。先にふれた３つの愛着スタイル、すなわち、安定型、アンビバレント型、回避型の子どものストレンジ・シチュエーション法での特徴と親の特徴とを表6-1に示しました。

　これまで述べてきたように、愛着スタイルには、親子の関係の質や特徴が大きく影響します。ここでは主に母親と子どもとの愛着について話を進めてきま

表6-1　3つの愛着スタイルとストレンジ・シチュエーション法での
子どもの主な行動ならびに親の特徴（Ainsworth *et al.*, 1978 より作成）

愛着スタイル	ストレンジ・シチュエーション法での子どもの主な行動	親の特徴
安定型	親が自分の近くにいる場合には，活動的に探索行動を行う。親と離れる時には強い抵抗を示すが，再会時には親をこころよく受け入れ，進んで近寄っていく。	温かく，感受性が豊か
アンビバレント型	親と離れる際に強い混乱や不安を見せる。また，再会時には親に近づいてはいくものの，怒りを表わして叩く，蹴るなどの行動をとり，親をうまく受け入れることができない。	感受性が鈍く，一貫性に欠けることが多い
回避型	親から距離をおいて，親密な接触を避ける傾向がある。親と離れる際にも，あまり混乱や不安は見せず，また，再会時にも，親にほとんど関心を示さない。	冷たく，あまり融通のきかないことが多い

したが，当然のことながら，父親も子どもの愛着の対象となります。そして，子どもは，親とのやり取りのなかで身についた愛着スタイルを基礎にして，他者とかかわりをもつようになるのです。そのため，幼い頃に形作られた愛着スタイルは，その後の児童期，青年期，成人期を通じて，対人関係のさまざまな側面に影響を及ぼすと考えられるのです。

第3節　恋愛・夫婦関係の絆

1．子どもからおとなへとつながる愛着

第2節の2でも少しふれましたが，子どもは親とのかかわり合いを通して，"他者は信頼できる存在なのかどうか，他者は自分のことを受け入れてくれるかどうか"という（自分以外の一般的な）**他者への信念や期待**を心のなかに形作っていきます。また，それと関連して，"自分は愛され，助けられる価値がある存在なのかどうか"という**自己への信念や期待**も形作られます。このような自己や他者への信念や期待のことは，**内的作業モデル**と呼ばれます。

子どもは，親以外の他者と関わる際にも，この親との関係で形作られた内的作業モデル，すなわち，自己や他者への信念や期待を利用することになりま

す。それゆえ，内的作業モデルは，対人関係での出来事をどうとらえるのか，また，他者との関係で本人がどのような行動をとろうとするのかということに影響を与えるのです。たとえば，他者を信頼し，自分をポジティブにとらえている安定型の愛着スタイルの子どもは，他者に積極的に関わっていこうとしやすく，逆に親とのあいだに不安定な愛着を形作った子どもは，他者を信頼することができず，他者との関係でうまくふるまえないということが多くなってしまいます。このため，親とのあいだでいったん築かれた内的作業モデルは時間が経ってもなかなか変化する可能性が低いのです。それゆえに，親との関係を通して形作られた愛着スタイルは，後々の対人関係のさまざまな側面に影響を及ぼし続けるのです。

2．愛着関係としての恋愛・夫婦関係

愛着は子どもの頃の親子関係だけでなく，人生を通じて対人関係，とくに二者関係に影響を及ぼし続けます。愛着理論を提唱したボウルビィは，このことを愛着は"揺り籠から墓場まで（Bowlby, 1977; p.203）"と表現しています。この点を重視したシェイバーとハザン（Shaver & Hazan, 1988）は，**成人の愛着理論**を提唱しました。成人の愛着理論では，愛着は親子関係と同じように青年・成人期の恋愛や夫婦関係でも心理的な絆を形作るとされます。このことを示すために，シェイバーとハザンは，親子関係と青年・成人期の恋愛や夫婦関係には4

表6-2 親子関係と恋愛・夫婦関係という2つの愛着関係の共通点 （Shaver & Hazan, 1988 より作成）

	愛着関係	
	子どもと親との関係	青年・成人期の恋愛・夫婦関係
① 近接性の探索	母親に近づいて身体的なふれあいを求め，また，それを維持しようとする。	恋愛相手を抱きしめたい，ふれたいという欲求をもつ。
② 分離不安	母親と離ればなれになる時に，泣く，叫ぶなどの抵抗を示して不安や苦悩を表す。	恋愛相手と長期にわたって会えなくなると不安や苦悩を経験する。
③ 安全な避難所	身体的または心理的な危険に直面した場合に母親のもとで安心感を得ようとする。	ストレスや苦悩を感じたときには恋愛相手になぐさめを求めようとする。
④ 安全基地	母親から安心感を提供されることで，探索行動などが活発になる。	恋愛関係から信頼や安心感を得ることで，その他の行動（仕事や勉強）に集中して取り組むことができる。

つの共通点があることを指摘しました（表6-2）。それらの共通点とは，先ほどふれた愛着関係の4つの特徴と対応するものです。

　このことから，成人の愛着理論では，青年・成人期の恋愛や夫婦関係も親子関係と同じように強い心理的な絆をもつ愛着関係であるとされます。そのため，子どもの頃の愛着関係（親子関係）で形作られた自己や他者への信念や期待は，青年・成人期まで継続し続けることで，同じように愛着関係である恋愛や夫婦関係の質や特徴に影響を及ぼすというのです。

3．青年・成人期の愛着スタイル

　成人の愛着理論では，青年期や成人期においても，愛着のタイプ，すなわち，愛着スタイルが存在し，それが恋愛や夫婦関係のような親密な二者関係に影響を与えると考えます。このような青年・成人期の愛着スタイルは，先ほどからふれている自己や他者への信念や期待によって分類されます。つまり，自分や他人をどのように考えているか，どういう存在だとみなしているのかによって青年・成人期の愛着スタイルは異なってくるのです。

　それでは，青年・成人期における自己や他者への信念や期待とは，具体的にどういうものなのでしょうか。まず，自己への信念や期待とは，自分のことをポジティブにとらえているか，もしくはネガティブにとらえているかということです。自分のことをポジティブにとらえている場合，対人関係において不安を感じにくくなります。逆に自分のことをネガティブにとらえていると，自分への自信のなさから対人関係での不安が高まりやすくなります。それゆえ，自己への信念や期待は，相手から見捨てられることへの不安傾向，すなわち，**関係不安**を意味するものと考えられています。また，他者への信念や期待とは，他人をポジティブにとらえているか，あるいはネガティブにとらえているかということです。他者をポジティブにとらえている場合，他人を信頼し，他人と親密な関係を築くことを求めます。しかし，他人をネガティブにとらえている場合，他人を信頼できず，他者と親密な関係を築くことを避けようとします。それゆえ，他者への信念や期待は，他者と親密になることを避ける傾向，すなわち，**親密性回避**を表すものと考えられています。

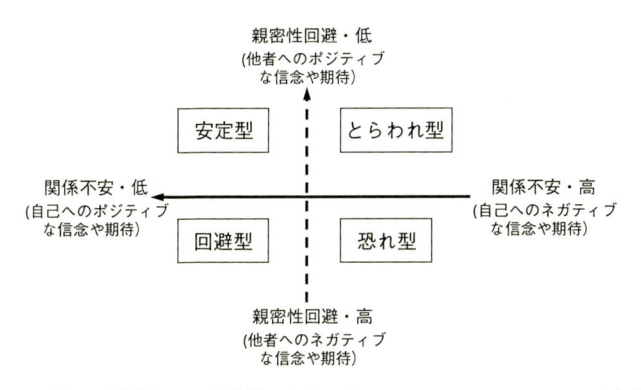

```
                    親密性回避・低
                   (他者へのポジティブ
                    な信念や期待)
                         │
              ┌──────────┼──────────┐
              │  安定型   │ とらわれ型 │
関係不安・低   │          │          │   関係不安・高
(自己へのポジティブ ─────┼───────── (自己へのネガティブ
 な信念や期待) │          │          │  な信念や期待)
              │  回避型   │  恐れ型   │
              └──────────┼──────────┘
                         │
                    親密性回避・高
                   (他者へのネガティブ
                    な信念や期待)
```

図6-3　青年・成人期の4つの愛着スタイル（Bartholomew & Horowitz, 1991 より作成）

　青年・成人期の愛着スタイルは，この自己や他者への信念や期待である関係不安と親密性回避が，高いのか低いのかによって4つに分類されます（Bartholomew & Horowitz, 1991）。それら4つの愛着スタイルとは，図6-3に示したように，関係不安と親密性回避という2つの軸で分類された，関係不安と親密性回避がともに低い"安定型"，関係不安が高く，親密性回避が低い"とらわれ型"，関係不安は低いが，親密性回避が高い"回避型"，関係不安と親密性回避がともに高い"恐れ型"です。それらの愛着スタイルの主な特徴については，表6-3に示しました。では，青年・成人期の愛着スタイルが，愛着関係である恋愛や夫婦関係にどのような影響を及ぼすのかについては次にみていくことにしましょう。

4．青年・成人期の愛着スタイルが恋愛・夫婦関係に及ぼす影響

　青年・成人期の愛着スタイルが，恋愛や夫婦関係に及ぼす影響についてはこれまで数多くの研究が行われています。たとえば，恋愛や夫婦関係では，関係不安や親密性回避が高くなると，相手との関係で怒りや悲しみ，不安といったネガティブな感情を経験しやすく，また，愛情や幸せといったポジティブな感情を経験しづらいことが知られています（e.g. Feeney, 1995; Feeney, 1999）。つまり，自分や他人のことをネガティブにとらえている場合，恋愛や夫婦関係で不快な気持ちを感じやすく，心地よさを感じづらいのです。また，現在の恋愛関

表 6-3 青年・成人期の 4 つの愛着スタイルとその特徴 (Bartholomew & Horowitz, 1991 より作成)

青年・成人期の愛着スタイル	対人関係における主な特徴
安定型	自分に自信をもっており、親しい他者から親密さを示されることに心地良さを感じる。また、他者を信頼しており、対人関係においてあまり不安を感じない。
とらわれ型	自分に価値がないと強く思い込み、他者と親密になることで自分に価値をもたせようとする。しかし、対人関係での不安が高いため、親密な関係が築けないときには非常にストレスを感じる傾向がある。
回避型	他者を否定的に見ていることから、人と親密になることを不快に感じる。そのため、他人と親密になることを避けようとし、他人に依存しないことで自分の自信を維持しようとする。
恐れ型	自分に価値をもたせたいために他者に強く依存しようとする。しかし、他者を信頼することができず、相手から拒絶されることを怖がって親密になることを避けようとしてしまう。

係や夫婦関係に満足しているかどうかという関係満足度についても同じように、関係不安や親密性回避が高い場合には、そうでない場合と比べて、満足度が低いという結果が得られています (e.g. Shaver, Schachner, & Mikulincer, 2005)。

　では、なぜこのようなことが起こるのでしょうか？　この点については、関係不安や親密性回避が高い場合、恋愛や夫婦関係で経験する出来事をよりネガティブに解釈しやすいためではないかと考えられます。たとえば、恋愛や夫婦関係で、片方の人が「今日、どこかに出かけよう」と相手を誘い、相手から「ダメ！」という返答が返ってきたとします。この時、誘った人の関係不安もしくは親密性回避が低い、つまり、自己や他者への信念や期待がポジティブであるならば（安定型の人は）、相手の返答を「あぁ、今日は忙しいんだな」と解釈するかもしれません。しかし、他者との関係で不安を感じやすい、もしくはあまり親密な関係を築きたくないと思っている人（不安定な愛着の人）は、その返答から「あぁ、私は嫌われているのかも」とか「私がせっかく誘ったのに断るって、なんて嫌な人なんだろう」と考えるかもしれません。それゆえに、関係不安が高い、もしくは親密性回避が高い人は、恋愛や夫婦関係でネガティブ

な感情を経験しやすく，また，関係への満足度も低下しやすくなるのです。
　さらに，そのような思いが相手に伝わってしまうためか，本人の関係不安や親密性回避が高い場合，恋愛や夫婦関係の相手の方も関係内でネガティブな感情を経験しやすく，ポジティブな感情を経験しづらいことが報告されています (e.g. Feeney, 1995; Feeney, 1999)。そして，（その結果として）関係不安や親密性回避が高い人は，恋愛や夫婦関係での相手の関係満足度も下げてしまうことも知られています (e.g. Shaver et al., 2005)。

5．自己や他者への信念や期待は変化しないのか？

　先に述べたように，不安定な愛着，すなわち，ネガティブな自己や他者への信念や期待をもっている場合，恋愛や夫婦関係にあまり良くない影響を与える可能性があります。それでは，そのような信念や期待は，まったく変化しないものなのでしょうか。
　自己や他者への信念や期待からなる青年・成人期の愛着スタイルは，幼い頃の親子関係において形作られ，それが継続していると考えられるため，基本的には変化しづらいものであるといえます。しかしながら，それはまったく変化しないというわけではありません。そのような信念や期待は，これまで述べてきたように親との関係で，もしくはそれ以外の他者との関係で，徐々に，徐々に形作られていったものです。いうならば，雪だるまのように少しずつ大きく，かたくなっていった信念や期待なのです。そのように考えてみると，信念や期待という雪だるまをまた少しずつ溶かしていくことも可能なはずです。自分の思い込みからまわりをネガティブに見てしまうことをほんのちょっと思いとどまってみる，もしくはそれを少しだけでいいからポジティブな方向に変えてみる。そうすれば，大きくかたい雪だるまもいつかは溶けてくれるかもしれません。
　愛すべき人や信頼できる人との出会いとかかわり合いは，その一つのきっかけになることでしょう。また，この本の第10章「自分を見つめる方法―人とうまくつきあっていくために―」は，自分の思い込みやものの見方を少しずつ変えていくためのヒントを与えてくれるはずです。

人は，基本的に生まれた時には親との絆しかありません。しかし，人は成長していくにつれ，愛すべき人や信頼できる人との絆を築き，そして，自分が親になることで子どもとの絆を築いていきます。さらに，自分の愛すべき人や信頼できる人には，また別の絆が存在し，自分の子どももいつか大きくなった時にはさまざまな絆を築いているはずです。そう考えると，私たちは絆というネットワークのなかに生きているといえるのではないでしょうか。そして，絆というネットワークが，まさに網（ネット）のように，私たちを現実の社会につなぎとめておく役割を果たしているかもしれないのです。私たちが現実から逃げ出してしまわないためにも，人と人とのつながり，絆についてもう少し考えてみる必要があるのではないでしょうか。

（金政　祐司）

子どもたちのつながり Chapter 7

大勢の子どもたちが遊んでいる公園を見渡してみると，グランドではたくさんの男の子がサッカーをしています。砂場では女の子2人が大きなお山を一生懸命に作っています。その横でじっと仲間に入りたそうにもじもじしている子も見えます。ふと遠くに目をやると，大きな噴水からキラキラと噴出する水をじっと見つめている子，その横では何やらボールの取り合いでけんかになっている3人組の男の子も見えます。このように，子ども一人ひとりの遊び方や人との関わり方は実に多様です。子どもたちは，毎日の生活のなかでさまざまな人たちと関わりながら，泣いたり，笑ったり，時にはうまくいかないことも経験して，人と上手に関わる方法を学んでいきます。このような子どもの発達過程には，どのような要因が関係しているのでしょうか。本章では，子どもの発達と対人関係について考えてみたいと思います。

第1節　子どもたちの世界

1．子どもの現状

　子どもを取り巻く環境は，この数十年のあいだにめまぐるしく変化してきています。少子化や核家族化によって，子ども同士が関わる機会は大きく減少しました。また，女性の社会進出に伴い，仕事をもつ母親が増えたことで，家族のあり方にも変化が生じています。さらに，外国人労働者の急増により，子どもの家庭における文化的な背景も多彩になってきました。家庭環境だけを見ても，その変化は非常に著しいもので，これは単に兄弟が多い少ないということや，母親が家にいるか外で仕事をしているかという見かけ上の変化だけではなく，人々の価値観も多次元に広がっていることを意味します。子どもの発達にとって，家庭環境は大きな影響力をもつもののひとつです。このことを考えると，家庭環境の多様化が子どもの発達の多様性を生んでいるということは容易

に想像がつくでしょう。

　また，子どもが抱える発達上の問題も実にさまざまで，教育現場では個別のニーズへの対応が急務となっています。文部科学省が平成14年に実施した調査（「通常の学級に在籍する特別な教育的支援を必要とする児童生徒に関する全国実態調査」）では，学習や生活の面で特別な支援を必要とする児童生徒が約6パーセントの割合で通常の学級に在籍していることが報告されています。この6パーセントのなかには，学習障害（LD），注意欠陥多動性障害（AD/HD），高機能自閉症など，発達上の特徴をもつ子どもが含まれています。

　このように，現代の子どもは背景とする環境や価値観，発達上の特徴などの面で個人差が非常に大きいといえます。このような多様性をもちながら，子どもはどのように発達していくのでしょうか。

2．子どもの発達

　子どもの「発達」とひとことで言っても，身体が変化し，成長するという意味もあれば，感じること（感情）や考え思うこと（認知）の成長など，さまざまな側面の発達があります。感情面の発達では，赤ちゃんには，生まれてすぐに，満足，苦痛，興味といった感情があると考えられています。そして，これらの感情が生後半年から1年くらいのあいだに発達し，喜び，悲しみ，怒り，恐れ，驚きといった感情の基礎のようなもの（それらは**基本感情**と呼ばれます）ができるといわれています。3歳になる頃には，自分に対する意識（自己意識）といった認知的な能力の発達に伴って，恥ずかしい，誇らしいといった，大人同様の高度で複雑な感情を感じるようになるのです。このような感情の発達は，当然，子どもたちが他者と関わって生きる上で大きな役割を果たします。たとえば，先の6章で紹介されていた愛着を感じるといったことなどは，その代表例です。

　また，私たち大人にとっては簡単に理解できることでも，子どもにとっては難しいことがたくさんあります。そのひとつが，認知的な意味での発達，つまり，他者の心の状態について理解できるという心の発達（9章に紹介されている「心の理論」を参照）です。他者の立場にたって，相手から状況がどのように見

えているのか，相手が何を望んでいるのかといった他者の視点や意図を理解する課題は，3歳半未満の子どもにとっては，とても難しいものですが，4歳の子どもの多くは正しく答えることができます。そして，5歳を過ぎた頃から，子どもは他者の立場に立って気持ちを推し量ることや，他者を気遣うような判断や行動ができるようになってきます。

どの側面がどのように発達していくかについては，先に述べたように，ある程度一般的な知見として，年齢に応じた発達段階があるとされています。しかし，当然のことながら，子どもの育つ環境によって，また子ども自身がもつ発達上の特徴によって，発達にも個人差が見られます。たとえば，ある程度の年齢になっても，他者の視点から状況を判断したり，他者の気持ちを理解したりすることが難しい子どもがいます。このような発達上の困難をもつ子どもは，時に相手が傷つくようなことを平気で口にしてしまったりすることから，仲間関係がうまく築けないことが多くなります。このように，個人の発達上の特徴や環境要因によって生じる発達の個人差は，子どもが抱えるさまざまな問題と密接に関わっています。

3．子どもの問題行動

昨今，子どもの問題行動として不登校やいじめなどがよく取り上げられています。平成17年の文部科学省の報告によると，小中学校における不登校児童生徒数は12万人以上，いじめの発生件数は約2万件，児童生徒の自殺者数は103名にものぼります。依然，深刻な状況が続いているこれらの問題は，子どもの発達と切り離しては考えられません。

先にも述べたように，子どもの発達は個人差が非常に大きく，ほとんどの子どもが当然のようにできることにも困難を感じる子どもがいます。こだわりの強さから集団行動がうまくできないことや，大人に囲まれて育ったために子ども同士でおもちゃを共有する仕方を知らないことが，周囲の人には単なるわがままに映る場合もあります。このような子どもは，仲間から拒否されることが多くなり，その結果として学校で孤独感を感じやすく，不登校に陥りやすいことがわかっています（Kochenderfer & Ladd, 1996）。このように，不登校やいじめ

の問題は，対人場面での行動やふるまいがひとつの原因になっていると考えられることからも，子どもの社会的スキルとの関連が指摘されてきました（佐藤・立元，1999）。

第2節　子どもの社会的スキル

1．社会的スキルとは

次のような光景を思い浮かべてください。「A君が休み時間にボールで遊ぼうとした時，B君が先にそのボールを取ってしまいました。腹を立てたA君はB君を叩いてしまいました。」A君のように，自分の思い通りにならない時に，すぐに攻撃的な行動に出てしまう子どもは，友達と一緒に遊んでもらえなくなったり，クラスのなかで嫌われてしまったりすることがあります。子どもが仲間と良好な関係を築くためには，うまく仲間入りができたり，相手の気持ちを理解できたり，仲間と協調して遊べたり，怒りなどのネガティブな感情を効果的にコントロールできたりするスキルが必要です。このような，対人関係を円滑に運ぶための知識やコツのことを，**社会的スキル**（social skill）と呼びます。

社会的スキルには次にあげるような基本となる2つの性質があります（Michelson *et al.*, 1983；佐藤，2006）。

（1）社会的スキルは学習の結果，獲得されるものである。
（2）社会的スキルは相手から好ましい反応が返ってくるような行動である。

まず，（1）の性質については，「すべての行動は学習によって獲得されるものであり，社会的スキルもそのうちの一つである」と言い換えることができます。ヒトも動物も，基本的に同一の学習メカニズムによって行動を獲得します。その学習のメカニズムとは，ある状況下（**先行刺激**）で起こった「**行動**」が，良い結果（**後続刺激**）に結びつくと，次に同じような状況に遭遇した時に，同様の「行動」を起こす頻度が高くなるというものです。このような学習過程は**オペラント条件づけ**と呼ばれ，行動の生起に関わる，先行刺激，行動，後続刺激の関係性のことを，**三項随伴性**といいます。先ほどのA君の例で考えてみ

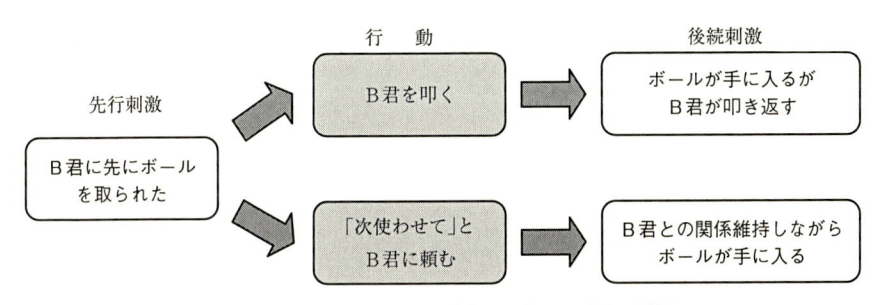

```
          先行刺激              行　動                後続刺激
                          ┌──────────┐        ┌──────────────┐
                       ┌─>│ B君を叩く │──────>│ ボールが手に入るが │
                       │  └──────────┘        │ B君が叩き返す   │
        ┌──────────┐  │                      └──────────────┘
        │B君に先にボール│─┤
        │ を取られた  │  │  ┌──────────┐        ┌──────────────────┐
        └──────────┘  └─>│「次使わせて」と│──────>│ B君との関係維持しながら│
                          │ B君に頼む  │        │ ボールが手に入る    │
                          └──────────┘        └──────────────────┘
```

図7-1　A君の行動によって変化する後のB君との関係

ましょう（図7-1の上のダイアグラム）。B君に先にボールを取られたという状況で，A君はB君を叩くという行動に出ました。その結果として，A君はボールを手に入れることができたとします。つまり，A君は欲しいものを手に入れたわけですから，次に自分の欲しいものが手に入らない状況で，同じように攻撃的な行動を多く示すようになるでしょう。ただし，ここではB君がA君に対してどのように反応するかについては考慮されていません。

　社会的スキルの獲得にも，同様のメカニズムが働いています。社会的スキルには，友達に温かい言葉をかけたり，適切な方法で自己主張したりする行動など，対人場面で必要とされるあらゆる行動が含まれます。このような行動は，友達に温かい言葉をかけた時に先生に「優しいね」と褒めてもらう，適切に自己主張することで，相手との関係を良好に保ちながら，自分の要求が叶えられる，という「良い結果」に結びつくことで，学習され獲得されてきた行動なのです。

　社会的スキルの（2）の性質は，どのような行動が社会的スキルと呼べるものであるかを考える上で，重要です。A君がB君を叩いた時，B君はどのような反応をするでしょうか。叩かれたB君はA君を叩き返すかもしれませんし，この先A君とは遊ばなくなってしまうかもしれません。「叩く」という行動によって，A君はボールを手に入れるという目的は達成できたとしても，これは相手から好ましい反応が返ってくる行動ではないので，社会的スキルとは呼べないのです。叩く行動の代わりに「次の休み時間は使わせてね」と頼むと，次の休み時間にB君は怒らずにボールを貸してくれたとします（図7-1の下のダイ

アグラム)。「頼む」行動は，B君から好ましい反応が返ってくる行動であるため，社会的スキルと呼ぶことができます。このように，社会的スキルは，相手との関係を良好に保つという機能をもつ行動なのです。

2. 社会的スキルの発達

1節の2で，子どもの発達にはさまざまな側面があると述べましたが，社会的スキルの発達にも，当然さまざまな能力の発達が相互に関わっています。社会的スキルが，「相手から好ましい反応が返ってくる行動」であることからもわかるように，相手の立場に立って状況を理解し，判断する能力は重要になります。このような能力は，5歳ごろまでにほとんどの子どもが獲得していることが，これまでの研究からも明らかにされています (内田, 1992)。しかし，他者の立場が理解できる能力が十分に発達したからといって，自動的に社会的スキルが発揮できるわけではありません。社会的スキルを実行するためには，他者の立場が理解できることを前提として，その上に感情をコントロールする能力や，対人場面のトラブルを建設的な方法で解決する能力を働かせる必要があります (大対・松見, 2007)。このように，社会的スキルの背景には，かなり複雑な発達の過程があるのです。

また，必要とされる社会的スキルは，かかわりをもつ仲間や大人，所属する集団など，まわりの環境が年齢に応じて変化するたびに変わっていきます。そのため子どもは，環境に適応するように学習をくり返すことで，年齢に適した新しい社会的スキルを獲得していくことが求められます。たとえば，小学生のころは，困った時に泣いて助けを求める行動は，まわりの仲間や大人から助けをえるために有効な社会的スキルとして機能するかもしれませんが，高校生になるとこのような行動は，周囲の者からネガティブな反応を受ける行動にもなりえます。そこで，高校生は「泣いて助けを求める」行動に代わる，年齢相応のより適切な行動を学習し，獲得していくのです。このように，年齢が上がるにつれて，他者からの好ましい反応を受けやすい行動は変化します。また，社会的スキルを実行する相手や文脈も，年齢が上がるほど多様化してくるため，状況に合わせて柔軟に，多種多様な社会的スキルを使い分ける必要も出てきま

す。

3．社会的スキルの欠如

　社会的スキルを獲得するためには，さまざまな能力の発達と多様な対人場面における経験が重要です。しかし，すべての子どもに十分な能力と対人場面を経験する機会が与えられるわけではありません。発達上の問題や，家庭背景，地域環境など複数の要因から，社会的スキルが欠如した状態が生じることもあります。社会的スキルの欠如には，表7-1のような3つのタイプがあります (Ladd & Mize, 1983)。ひとつは，適切な社会的行動についての知識が欠如しているタイプ，もうひとつは，適切な社会的行動の実行ができないタイプ，そして最後は，自分の行動をふりかえるセルフモニタリングができないタイプです。

　このように，社会的スキルが欠如している子どもは，攻撃行動や引っ込み思案行動を示す場合がよくあります。海外での長期縦断研究（研究参加者を長期にわたって追跡的に調査していく研究）の結果から，子どもの頃に攻撃的な行動を示していた場合，後に高校を中退することが多く，また青年や成人になると犯罪やその他の暴力的な問題行動を起こすことが多いことがわかっています (Cairns & Cairns, 1994)。一方，引っ込み思案行動が見られる子どもは，孤独感や抑うつを感じやすく，社会的なかかわりについての自信のなさ，仲間集団への所属感

表7-1　社会的スキル欠如の3つのタイプ

タイプ	内容
知識の欠如	同年代の子ども同士で関わる機会が少ないことや，周囲の大人から教育的に教えてもらう機会が少ないことなどが原因で，「どのような状況でどう行動すべき」という知識が欠如している状態
実行の欠如	社会的スキルは獲得しているが，不安が高いなどの問題でもっているスキルを十分に発揮できない状態 社会的スキルを実行してもしなくても，周囲の反応が変わらないために，社会的スキルを実行しなくなった状態
セルフモニタリングの欠如	自分の行動が相手に及ぼした影響を，相手の表情や反応から読み取ることができず，相手からのネガティブな反応に気がつかないために，不適切な行動をし続けてしまっている状態

の低さが目立つといわれています (Rubin *et al.*, 1995)。したがって，子どもの社会的スキルの発達は，子どもの心身の健康を支えているものだといえます。

第3節　上手に人とつきあう

1．社会的スキル訓練

　社会的スキルが学習によって獲得されるという性質をもつことから，子どもの社会的スキル欠如への対応として，社会的スキルを直接教える**社会的スキル訓練**（social skills training；以後，SST とします）が近年注目を浴びています。従来 SST は，自閉症などなんらかの発達上の問題を抱えている子どもや，不適応に関連した問題行動を示す子どもを対象に，欠如している社会的スキルを学習させるために，個別に治療的な目的で行われてきました。しかし，最近では，学級単位など集団を対象に，将来的な問題行動の発生を予防することを目的として行われる場合が多くなり，教育現場でも SST に対する関心は非常に高まっています。

　SST では，主に**コーチング法**という手法を用いて，社会的スキルを具体的な行動として表し，子どもの前で手本を示して，実際に子どもに練習をさせながら指導していきます（図7-2）。それでは，コーチング法の例をあげてみましょう。先の A 君のように，思い通りにならない時にカッとなって手が出るような子どもは，言葉で「頼むスキル」が欠けているために，そのような攻撃的な行動に出やすいと考えられます。この時，「頼むスキル」は，①頼む理由を言う，②具体的に頼みたいことを述べる，③やさしい言い方で言う，の3つの行動から構成されるものとして表すことができます（**教示**）。そこでスキルの指導では，具体的な場面を設定し，子どもの前でこの3つの行動を含んだ手本を実演します（**モデリング**）。たとえば，ボールの取り合いの場面であれば，「ぼくもボールで遊びたいから（①理由），次の休み時間にボールを使わせてね（②お願いの具体的内容）」とやさしい言い方で言う（③）ことが「頼むスキル」の手本になります。次に子どもが実際に頼むスキルを練習します（**行動リハーサル**）。教師やトレーナーは，上手にできている行動については褒め，できていないとこ

```
┌─────────────────────────────────┐
│           教示                  │
│ トレーニングするスキルの重要性や意義の説明 │
│ スキルがどのような行動から構成されているかの説明 │
└─────────────────────────────────┘
               ⇩
┌─────────────────────────────────┐
│         モデリング               │
│ スキルを構成する一つずつの行動を確認しながら実演して見せる │
└─────────────────────────────────┘
               ⇩
┌─────────────────────────────────┐
│        行動リハーサル            │
│ 子どもが実際にスキルをロールプレイしながら練習する │
└─────────────────────────────────┘
               ⇩
┌─────────────────────────────────┐
│      強化・フィードバック        │
│ トレーナーは子どもが行動リハーサルでうまくできていたところを褒め、修正が必要なところがあればフィードバックする │
└─────────────────────────────────┘
```

図7-2 コーチング法によるトレーニングの流れ

ろについては具体的にわかりやすく教えます（**強化・フィードバック**）。

　SSTではこのように，子どもに欠如しているスキルや適応にとって重要なスキルを取り上げて，具体的に教えていきます。SSTは，訓練を行った社会的スキルの獲得だけでなく，仲間関係の改善や孤独感の低減，学校適応の向上に効果的であることがわかっています (e.g. 金山・後藤・佐藤, 2000)。

2. 子どもを取り巻く環境の重要性

　SSTは，子どもに社会的スキルを獲得させるために，大変有効な方法であることが，これまでにも示されています (e.g. 高下・杉山, 1993)。たしかに，上手に人とつきあうためには，子ども自身のスキルアップが重要です。しかし，SSTだけでは十分でない場合が当然あります。社会的スキルは，相手がいてはじめて成立する行動であり，また，その相手から好ましい反応が返ってくるような行動です。相手からどのような反応が返ってくるかは，子どもが適切に働きかけたかどうかだけに依存するのではなく，相手との相互作用（やりとり）

によって決まってきます。

　社会的に適切に見える行動であっても，その行動に相手が好ましい反応を示してくれなければ，それは社会的スキルとしてうまく機能していないことになります。つまり，子どもの行動そのものに何か問題があったわけではなく，相手の子どもに社会的スキルが欠如している場合や，相手がひどくネガティブな気分状態にある時などには，このような事態が起こることがあります。たとえば，テストで悪い点を取って落ち込んでいる友達（先行刺激）に，「大丈夫？」と心配して声をかけた（行動）ところ，「ほっといて！」と怒鳴られた（後続刺激）という場合です。また逆に，子どもの行動に多少のスキル不足が見られても，相手の社会的スキルが非常に高く，好ましい反応を示すことができるのであれば，子どもの行動を社会的スキルとして機能させることも可能になります。このように，社会的スキルは，子ども自身の行動だけではなく，相手の行動との相互作用から成り立つものです。そのため，子どもの社会性を育てるための介入というのは，子どもだけでなく，仲間，家族，教師などを含む子どもを取り巻く環境にも目を向ける必要があるのです。

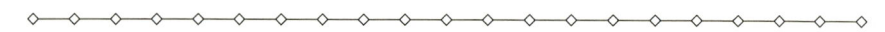

◇―◇―◇―◇―◇―◇―◇―◇―◇―◇―◇―◇―◇―◇―◇―◇―◇

　　良好な対人関係を築くことは，大人にとっても子どもにとっても，心身の健康のために重要なことです。子どもたちは，さまざまな能力の発達とともに，他者とのかかわりを通してたくさんの経験を積み重ねながら，うまく人とつきあうためのスキルを身につけていきます。少子化，核家族化，情報化，国際化が進み，日々著しく変化する現代社会に生きる子どもたちには，これまで以上に複雑で柔軟性の高い社会的スキルが必要とされています。そして，その変化についていけない子どもは，対人関係の困難に直面する可能性が高くなるのです。未来を担う子どもたちが，豊かな人とのかかわりのなかで社会性を育み，健康的な生活を送るためには，どのような環境を整える必要があるのか，私たちは今後一層真剣に考えていかなければならないでしょう。

◇―◇―◇―◇―◇―◇―◇―◇―◇―◇―◇―◇―◇―◇―◇―◇―◇

（大対　香奈子）

Chapter 8 親密な人間関係と健康

　この本の主たるテーマである「健康」，それが親しい人との関係をもつかどうかによって決まると言われるとみなさんはどのように感じるでしょうか。それはそうだろうと当たり前のことのように思われるかもしれませんし，あるいは本当にそうだろうかと半信半疑に思われるかもしれません。しかし，これまでの心理学の研究知見に照らし合わせると，親しい相手との人間関係によって人の健康状態が左右されるというのはどうやらたしかなことだといえそうです。つまり，私たちの健康は，医学や薬学の力によって支えられる一方で，周囲の親密な人間関係によっても支えられているのです。逆にいえば，私たちの不健康もまたそれらの人間関係によってもたらされうるといえます。ではいったいそれはどのようなしくみによるのでしょうか。この章では，この問題について答えていくことにします。

第1節　安らぎをもたらす人間関係

1．ソーシャル・サポートとは？

　人は基本的に，良好な人間関係をたくさんもつほどより健康でいられます。どうして人間関係が人の健康に影響するのでしょうか？　それは簡単にいえば，豊かな人間関係をもつことがストレスによる悪影響を防ぐ上で有効だからです（浦，1992）。つまり，つらいことやしんどいことが生じたり，あるいは生じそうになったりした場合に，まわりに良好な人間関係をもつことができれば，当事者となった人は健康な状態を保ちやすくなるのです。

　ストレスによって人の体や心への悪影響が及ぶことを防ぐ過程で，他者から提供される資源を総称して，**ソーシャル・サポート**と呼びます。これは，愚痴を聞いてくれたり受容してくれたりする**情緒的サポート**と，具体的に情報を与えてくれたり解決に必要なものを提供してくれたりする**道具的サポート**に分け

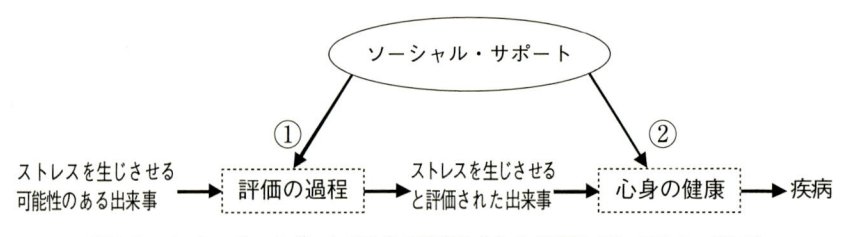

図 8-1　ソーシャル・サポートが心身の健康をもたらす過程（浦，1992 を一部改変）

ることができます。

　豊かな人間関係をもつことはこれらのサポートのやりとりを通じて個人に健康をもたらします。その過程をもう少し詳しく説明すると，図 8-1 のような過程があると考えることができます。はじめに，つらさやしんどさをもたらすような出来事が生じるとします。その場合，周囲に愚痴ったり弱音を吐いたりできる人間関係があることで「大したことない，なんとかなる」と気楽に考えやすくなります。これが①の過程です。もちろん，常にそのように考えられるとは限りません。「大変だ，どうすればいいのだろうか」と考えざるをえないような問題を抱えてしまうこともあるでしょう。しかし，そのような時にも，②の過程の通り，周囲の人間関係によって再度問題を気楽にとらえ直すことができたり，あるいは実際に問題を解決する上で有効な情報や資源を提供してもらえたりしやすくなります。これらの結果，少なくとも，問題にうまく対応できずに心身の健康に支障を来すという最悪の事態を避けやすくなります。これら 2 つの過程に働きかけることによって，人間関係はそれをもつ個人をより健康な状態に保ちやすくするのです。

　では，ソーシャル・サポートをめぐるやりとりのなかで，恋人や配偶者，友人といった，とりわけ親密な人間関係はどのような役割を果たすのでしょうか。このことについて次に詳しくみていきます。

2．親密な人間関係がもたらすもの

　自身の生命をも脅かされるような状況に至った場合，人は誰からのどのようなサポートを役に立つと思うのでしょうか。ダコフとテイラー（Dakof &

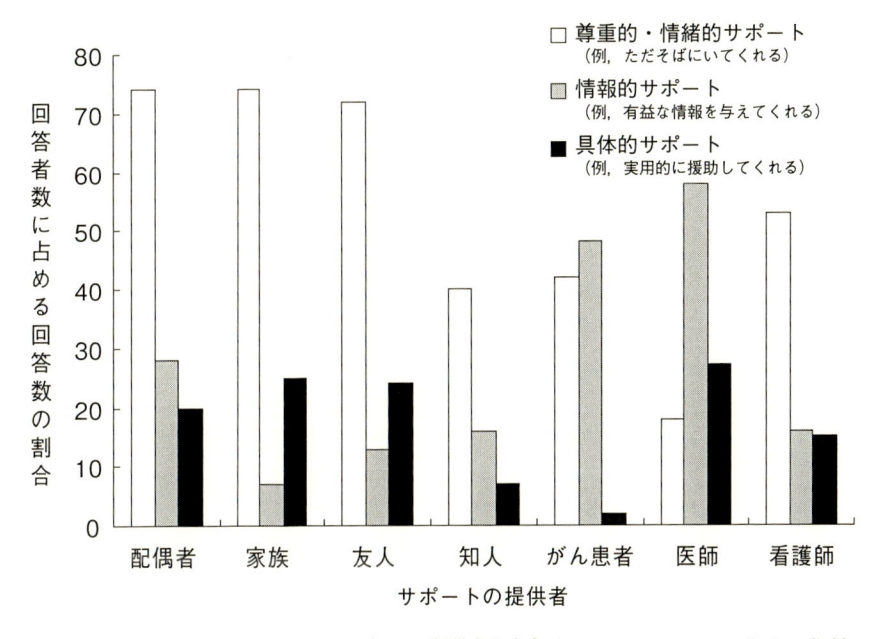

図 8-2 がん患者が有効だと評価したサポートの提供者と内容 (Dakof & Taylor, 1990 に基づいて作成)

Taylor, 1990）は，がん患者を対象にそのことを調べています。先の節で述べたように，人間関係が人の健康により影響しやすいのは，ストレスをもたらす大きな問題に遭遇した場合です。そこで，このような調査を行ったわけです。

その結果，図 8-2 に示すように，配偶者や家族，友人から得られたサポートで有効なものは尊重的・情緒的なサポートであることが示されました。大病を患ったつらさや苦しさを尊重して聞き入れ，ただ黙って受け入れてくれる。それが親密な人間関係の果たす重要な役割であることが示されたのです。その一方，親密な相手から情報的なサポートを受けることを有用だと回答したケースは多くはありませんでした。ただ，だからといってがん患者が情報的サポートそのものを必要としないわけではありません。そうではなく，それは専門性を備えた医師から与えられた場合に有効であるということも図 8-2 の結果には示されています。この情報的サポートは先の道具的なサポートに分類できます。したがって，道具的サポートは専門家から与えられた場合に有効であるといえ

るでしょう。なお，目に見えるような実際の援助を意味する具体的サポートの有効性は誰から与えられても大きな違いは認められませんでした。

　この親密な相手も含めたさまざまな人間関係とそれぞれから得られて有効なサポートの内容との関連について，社会心理学者である山内（山内・山内，2005）の闘病体験記は示唆に富みます。自身が大病を患いながらも自律的にふるまう上で，専門家からの道具的サポートが必要であるのはもちろん，家族からの情緒的サポートもそれぞれに必要となることを克明に報告しています。

　このように親密な関係は主に情緒的サポートのやりとりを通じて人の健康に影響するといえます。つらさやしんどさを感じるような時に安らぎをもたらしてくれることが，親密な関係の重要な機能だといえるでしょう。

3．親密な人間関係の2つの機能

　では情緒的サポートを得られることだけが親密な関係のもつ機能だと言ってしまってよいでしょうか。というのは，もしそうならば，親密な関係が単に安らぎを与えてくれるだけの，現実から逃避するためだけの場となってしまいかねないからです。実際にはそうではなく親密な相手がいるからこそ，課題や問題に思い切って挑戦しようと張り切れることもあるでしょう。

　この点をふまえて，Feeney（2004）は親密な関係のもつはたらきとして，次の2つを指摘しています。**安全な避難所**（safe heaven）と**安全基地**（secure base）としてのはたらきです（第6章を参照）。安全な避難所としてのはたらきとは，情緒的なサポートを得られることによる効果と同様です。親密な関係があることで，ストレスによって傷ついた気持ちが癒され自己評価（自信や自尊心）が回復する過程を指します。一方，安全基地としてのはたらきとは，関係があることによって関係外でのさまざまな活動への積極的な取り組みが促進されることを指します。つまり，周囲にあるさまざまな課題や問題に積極的に注意を払うようになり，それらを自分の力で解決しようとするようになるというのです。

　このように親密な関係をもつことは，つらさやしんどさを感じるかもしれない出来事への挑戦を促す一方で，実際につらさやしんどさを感じそうになった場合にはその人が不健康にならないよう情緒的サポートを提供してその人の健

康や社会生活を基盤から支えているのです。

4．情緒的サポートの効果を高める「かけがえのなさ」

　愚痴を聞いてくれたり受容してくれたりすることを情緒的サポートといいましたが，次にこの情緒的なサポートの特徴について詳しくみていきます。情緒的サポートは道具的なサポートに比べて，それが特定の相手から与えられるのかどうかによって効果が変わりやすいという特徴をもちます（Törnborom & Nillson, 1993）。たとえば，つらい出来事があって愚痴を聞いてもらったり励まされたりすることは，誰にしてもらってもいいというわけではなく，特定の相手にしてもらった場合にこそより効果をもちます。一方，具体的な解決策を教えてもらったり解決を手伝ってもらったりすること，すなわち道具的サポートは誰から与えられてもその効果にさほど大きな違いはみられません。

　では，情緒的サポートがより効果をもつための特定の相手とは具体的に誰のことなのでしょうか。それは，これまでに述べたように，多くの場合親密な関係の相手だといえます。したがって，親密な関係で情緒的サポートのやりとりがより効果的であるためには，お互いに相手とだけそのやりとりをする方がいいようです。誰に対しても与えられるものではなく，恋人や配偶者，あるいは親友に対してだけ与えられるものだからこそ，その励ましや受容といった情緒的サポートが受け手の恋人や配偶者，友人を一層健康にするのです。言い換えれば，親密な関係での情緒的サポートはそのかけがえのなさにひとつの大きな魅力があるといえるでしょう。

第2節　親密な関係の落とし穴

1．二人きりの世界──得られるものと失われるもの

　情緒的サポートのやりとりにとどまらず，恋人や夫婦が二人きりの閉じた世界を望むことがしばしばあります。恋人たちや夫婦が強い嫉妬心や貞操感を表すこともあれば，実際に，彼らが部外者とのかかわりを避け二人きりの関係をめざそうとすることもあります（e.g. 相馬・浦, 2007）。このような傾向は他の対

人関係ではあまり見られません。いったいそうすることによって当事者は何を得ているのでしょうか。

　一般に，お互いに相手とだけ深く関わろうとするほどより関係は継続しやすくなるといえます。なぜなら，お互いに他の人に乗り換える可能性が低くなるからです。すると，これまでに述べたことをふまえれば，親密な相手とだけ関わろうとすることで人はより効果的な情緒的サポートを確保し続けることができるといえます。つまり，親密な関係では二人きりの世界をつくろうとすることで結果として関係が長続きしやすくなり，お互いに安定的な情緒的サポート源を得ることができるといえます。

　ただしその一方で，相手とだけ関わりすぎるあまり，それ以外の他者とのかかわりが弱まってしまうことの弊害は見逃せません。他の人と関わることでしか得られないはずのさまざまな資源（サポートも含みます）を得られなくなってしまうからです。つまり，二人きりの世界にこだわりすぎるあまり，部外者から得られたであろう資源を失ってしまうことになりかねないのです。もちろん，その分二人の関係が長続きして，そこから安定的に資源を得られ続けるのだから問題ないともいえるでしょう。ですが，長続きするとしても，二人きりの世界をめざした結果，皮肉にも関係そのものが本人たちにとって魅力のないものになってしまうとするとどうでしょうか。次にこの可能性について述べたいと思います。

2．二人きりの世界のもつ危険性

　関係を続ける上で，それが本人たちにとって快適なものであるためには，親切にしてくれるといった相手の協力的な態度には自身も同様に協力的にふるまう一方で，理不尽な要求などの相手からの非協力的な態度にははっきりと文句を言ったり反論したりする必要があります（相馬, 2006）。たとえば，相手とのあいだにもめごとが生じた場合，常に相手の非をせめないようにすることは，その場その時の不満を導くことはありません。しかし，それは後に関係への不満を強めやすくなることが示されています（McNulty, O'Mara, & Karney, 2008）。相手の言動が自分のプライドを傷つけるものであったり理不尽なものだと思っ

たりする場合には，即座にそれに対する反論や批判を相手にぶつけることが結局は心地よい関係を続けていくためには欠かせないのです。

ところが，二人きりの世界をつくろうとすると，適切に反論することが難しくなります。なぜなら，二人のあいだで問題が生じて部外者に頼ろうとしても，二人きりの世界をつくろうとしたばかりに部外者に頼りづらくなっているからです。相手が自分の意に反するようなことをしてきた場合，きっちりと反論しておかないと関係内で同じことがくり返されやすくなります。そればかりか，相手がより意に反するようなことをしてくる危険性もあります。たとえば，夫婦間暴力が生じた関係を調査した結果では，相手からいきなり激しい暴力が一方的にふるわれるわけではなく，ちょっとした嫌がらせや暴言から始まり徐々に殴る蹴るといった身体的な暴力がふるわれるようになるケースのあることが示されています（O'Leary, Malone, & Tyree, 1994）。

このように親密な関係で二人きりの閉じた世界を望む本人は，相手から嫌がらせを受けやすくなり，結果的に不健康になってしまう可能性があります。実際，夫婦を対象とする調査によってこの可能性が実証されています（相馬，2007）。そこでは二人きりの関係を望むことをその関係を特別なものだと思う程度，すなわち**特別観**としてとらえています。そして，自分の関係への特別観が強く，関係を特別なものだと思えば思うほど相手からの言動に反論しにくくなり，その結果として後に相手から嫌がらせ（間接的暴力）を受ける確率が高まることが示されています。さらに，相手から嫌がらせ（間接的暴力）を受けるほどその受けた本人が抑うつ的で不健康になってしまうことも示されています。

以上のことをふまえると，二人きりの世界にこだわりすぎることは，二人の関係のあり方をゆがめ，結果的に本人の健康をも損ねる可能性があるといえます。相手との親密な関係を魅力あるものとして続けるためにこそ，相手以外の他者との多様なかかわりをもつことが重要だといえます。

第3節　親密な関係でエスカレートする暴力

1．暴力に対する当事者の認識

　前節で述べたように，恋人や夫婦といった関係では，しばしば相手から一方的に嫌がらせを受けることが続き，場合によってはそれが身体的な暴力にまでエスカレートしてしまうことがあります。そこで，この節では親密な関係で生じる暴力に焦点をあて，なぜ加害者は反社会的な行為である暴力を改めず，また被害者は関係を離脱しようとしないのかという問題，すなわちなぜ暴力をふるい，ふるわれる関係が続くのかについて考えたいと思います。

　それに対する答えのひとつとして，まず加害者が自身の責任を過小評価していることをあげることができます。たとえば，暴力をふるったきっかけが自身の嫉妬心や相手から拒絶されたことにあると考えている加害者は自分に責任があるとはあまり考えておらず，逆に被害者に責任があるとすら考えてしまっている可能性が報告されています（Holtzworth-Munroe & Hutchinson, 1993）。つまり，加害者は自身のふるった暴力について正当化して都合よくとらえがちなのです。さらに，そればかりか被害者までもが自身の受けた暴力の責任を加害者そのものにはないと考えることも暴力関係が続きやすい要因のひとつといえます。たとえば，加害者が飲酒して暴力をふるった場合，被害者は「飲酒した」という一時的な状況にこそ原因があると考えて加害者には責任がないと考える傾向にあるようです（Winkel & Denkers, 1995）。加害者のみならず，被害者までもが加害者に暴力の責任がないと考えてしまうことがあるのです。また，場合によっては，被害者自身が自分に問題があるから暴力をふるわれるのだと考えてしまうケースも報告されています（Pape & Arias, 1995）。

2．暴力のサイクル理論

　また，このような本人たちの認識以外に，被害者が暴力を受けながらも相手のもとを去らない理由として，加害者が常に暴力をふるうわけではないことをあげることができます。つまり，暴力がたまにしかふるわれないからこそ被害者はその関係から逃げようとしないのです。

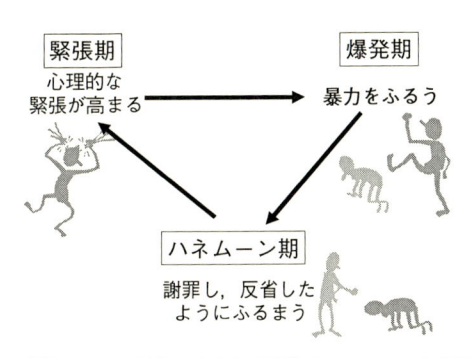

図 8-3　親密な関係における暴力のサイクル理論（Walker, 1979 を参考に独自に作成）

　ウォーカー（Walker, 1979）の**暴力のサイクル理論**によると，図 8-3 のように，暴力の生じている関係では，暴力をふるわれる段階も含めた 3 つの段階が循環的にくり返されるといいます。緊張期では，加害者がなんらかの理由から怒りや不安などの心理的な緊張を高めます。この段階では，直接的に被害者の身体を傷つけることはあまりありません。この緊張が徐々に蓄積され，激しく暴力をふるうようになるのが爆発期です。この段階ではまるで抑制がきかなくなったかのように，相手を激しく殴ったり蹴ったりします。ところが，しばらくすると一転して暴力をふるわなくなり，それどころか加害者は自身がふるった暴力について謝罪し，悔い改める姿勢をみせるようになります。その優しく穏やかな様子からハネムーン期といわれるこの段階は，そう長くは続きません。加害者は再び，緊張を高め暴力をふるうようになるのです。このように上記の 3 つの段階が際限なくくり返されるのがこの関係の特徴だというのです。
　そして，ハネムーン期にみせる相手の優しい態度によって被害者はついつい相手に同情し，ともすれば相手の暴力を正当化してしまい，それゆえ被害者は時に暴力をふるわれながらもみずからその関係にとどまろうとすることが多いといわれています（Walker, 1979）。
　これらのことから考えると，いったん，暴力が常態化してしまった関係では早期にその関係を終結させる必要があるといえます。そして何よりもそうならないため，2 節の終わりで述べたように，二人の関係を大切にしながらもそれ以外の他者とのかかわりも大切にすることが重要だといえます。

これまでみてきたように，親密な関係は当事者の健康に大きく影響するといえます。そして，場合によっては，安らぎをもたらしてくれるはずの人間関係が逆に苦しみをもたらすものとなってしまうこともありえるようです。つまり，親密な人間関係のあり方によって当事者は健康にも不健康にもなりえるのです。

　読者のみなさんのもつ親密な関係が喜びあふれるものであり，そのために本章で述べたことが少しでも役に立てばうれしく思います。

（相馬　敏彦）

Chapter 9

人と人のかかわりのなかで"空気を読む"

あなたは"空気を読む"のが苦手な方ですか，それとも得意な方ですか？はじめに白状しておきますが，私は苦手です。「君は察しが悪いな。空気を読みたまえ。」そんなセリフを言われた苦い思い出が時々あたまをよぎります。この章では，目に見えない，形のない"空気"を私たちがいったいどのようにして読んでいるかについてお話します。空気を読むのが苦手な人は，なぜ空気を読むのか，どうすれば空気を読むことができるかを一緒に考えてみましょう。空気を読むのが得意な人は，普段何気なくやっていることをふりかえりながら，時にあなたやまわりの人を傷つけてしまう危険性について知っておきましょう。さあ，目に見えず，形もない"空気"を紐解く手がかりはこちらです。

第1節 "空気"に対する感覚——「対人感受性」

1. "空気"とは何か

"空気を読む"とよく言いますが，そもそも"空気"とは何なのでしょうか？「空気っていうのはね，酸素やちっ素が含まれて……」と，ここで説明してほしいわけではありません。辞書をめくると，"空気"にはその場にいる人々の雰囲気という意味があります。これを"読む"わけですが，空気は目に見えず，形もないので，それ自体から直接情報を得ることはできません。そこで，なんらかの手がかりを使ってその場にいる人々の雰囲気を知ることになります。一般的には，このことを"空気を読む"と表現しています。そして心理学では，この空気を読む力を「**対人感受性**」と呼びます (Hall & Bernieri, 2001)。

2. なぜ空気を読むのか

次に考えてみたいのは，私たちはなぜ"空気を読む"のかという問題です。

一言で答えると，"水を差す"のを防止するためです。たとえば，家族や友だち同士で，宝くじが当たった時の使い道について楽しくおしゃべりしている場面を想像してください。「世界一周旅行がしてみたい」，「大きな家を建てたい」と夢は広がり，おしゃべりはどんどん盛り上がります。そこで，あなたが一言，「でも，宝くじなんて当たったことないし，これからもきっと当たらないよ」その一言で楽しいひと時はおひらきになります。みんなしらけてしまい，おしゃべりを中断するか，無理やり別の話題を作らなければなりません。つまり，まわりの人と楽しく，仲良くやっていくために，毎日のくらしのなかで私たちは空気を読んでいるのです。

第2節 さまざまな"空気"――対人感受性の対象となる領域

一口に"空気"と言っても，実はさまざまな種類が存在します。ここでは，特定の人がもつ空気，人と人とのつながりによって生まれる空気，たくさんの人が集って生じる空気，の3つに大きく分けて紹介したいと思います（図9-1）。

1．他者のこころを読む

特定の人がもつ空気は，もっとも身近な空気です（図9-1a）。ある人が何かを考えたり，感じているときに現れる雰囲気といえます。ちょっと想像してみてください。アイスクリーム屋さんの前で，小さな男の子が指をくわえてガラスケースのなかをじっとのぞき込んでいます。その男の子がアイスクリームを

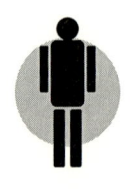

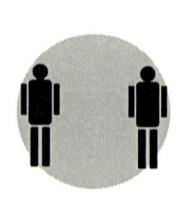

　　　a. 特定の人がもつ空気　　b. 人と人のつながりの空気　　c. 人の集まりの空気
図9-1　さまざまな空気の分類

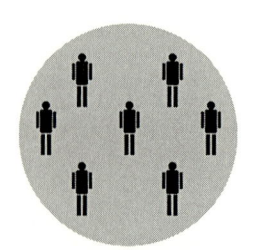

食べたいことをあなたは簡単に推測できるはずです。このように，行動や状況などのさまざまな手がかりを用い，他者のこころを読むはたらきを「心の理論」といいます（子安，2000）。特定の人がもつ空気を読むことは，その人のこころを推測することなのです。

(1) "空気を読む"芽ばえ——「心の理論」

他者のこころを読むのは，実は人間だけではありません。心の理論の提唱者であるプレマックは，チンパンジーもほかのチンパンジーのこころを推測することを報告しています（Premack & Woodruff, 1978）。彼が実験を行った結果，チンパンジーは，集団での地位が自分より上のチンパンジーがそばにいる時には，近くにある餌に手を出さず，そのチンパンジーが通り過ぎるのを待ってから，餌に手を出していたのです。これは，自分よりも上位のチンパンジーがいる時に餌に手を出せば，餌を取り上げられ，怒られることをチンパンジーが推測したためであると考えられます。すなわち，空気を読む芽ばえは，人類の祖先であるチンパンジーでも観察されているのです。

私たち人間も，生まれつき他者のこころを読むことができるわけではなく，その発達を通じて「心の理論」を獲得します。ヴィマーとパーナーは「誤った信念課題」と呼ばれる方法（表9-1）を開発しました（Wimmer & Perner, 1983）。3〜4歳の子どもではこの課題をうまく解けないのに対して，4〜7歳にかけてその正解率が飛躍的に上昇することから，この時期に子どもが他者のこころを推測できるようになることを示しました。この課題を解くポイントは，自分

表9-1 「誤った信念課題」（Wimmer & Perner, 1983を改変）

【はじめに以下の物語を聞かせます。】
① 学校から帰った子どもが，居間の机の上のお菓子に気がつきます。
② 子どもは後でお菓子を食べようと思いますが，まずは荷物を2階の自分の部屋に置きに行きます。
③ 洗濯物を干していた母親が居間に戻ると，お菓子を出しっぱなしにしていたことに気がついて台所の戸棚のなかに直しました。
④ 荷物を置いて，お菓子を食べようと子どもが1階に降りてきます。

【ここで質問します。】
「子どもはお菓子を食べるために，どの部屋に行くでしょうか？」

(回答者)が知っていることと，お菓子を食べようとする子ども（課題のなかの人物）が知っていることとを区別できるかどうかにあります。母親がお菓子を移動させたことを，課題のなかの子どもは知らないことを理解できないと，この子どものこころをうまく推測することはできないのです。バロン＝コーエンは，もし発達を通じて「心の理論」を獲得できなければ，他者の気持ちを理解することも，またことばや表情，身振りを使って自分の意思を他者に伝えることもできなくなると主張しています（Baron-Cohen, 1995）。

（2）霧のなかで空気を読む——「嘘」の発見

一般的に，人は大人になるにつれて，他者のこころをうまく推測できるようになります。つまり，"空気を読む"ことが上手になってくるのです。しかし，もしも相手が空気を読ませないようにしたら，こころを推測させまいとしたら，どうなるでしょうか。つまり，相手があなたに「嘘」をつくような場合です。相手が「嘘」をついた時，通常より"空気を読む"ことが難しくなります。ここでいう「嘘」は，ある人物に前もって知らせることなく，その人物を故意にだまそうとすることを指します（Ekman, 1985）。表9-2のように，大まかに「嘘」を分類できます。たとえば，自分が感じたり考えたりしていることを，まったく出さないようにコントロールしなければならない「隠蔽（いんぺい）」は難しい嘘のつき方です。それに比べて，「偽装」のひとつで，本当とは異なる情報を相手に伝える「仮装（マスキング）」を用いるほうが簡単です。プレゼンテーションの場面を想像してください。あなたは緊張のあまり手が震え出しました。そのまま手の震えを止めること（隠蔽）は難しいですが，握りこぶしを作

表9-2 「嘘」の分類

「嘘」の種類		「嘘」の内容
隠蔽		本当の気持ちに関する情報をまったく出さないこと。
偽装	強調	本当の気持ちよりも，大げさに情報を伝えること。
	抑制	本当の気持ちよりも，抑えて情報を伝えること。
	仮装	本当の気持ちとは異なる別の情報を伝えること。
	捏造	実際には何も感じたり，考えたりしていないのに本当の気持ちであるかのように情報を伝えること。

ったり手を組んだりして，とにかく手を使って何かをすること（仮装）は簡単です。

　それでは，相手が嘘をつこうとしている，つまり，空気を読ませまいとするとき，何を手がかりにして空気を読めばよいのでしょうか。「わたしの目をみて。これが嘘つきの目？」小説やドラマで覚えがあるセリフです。これは嘘を判断する際には，目が重要で妥当な手がかりであることを仮定しています。しかし，心理学の立場からいうと，嘘を見破る手がかりとして目の情報だけでは不十分です。誤解がないように断っておきます。もしも相手が本当の気持ちをありのまま伝えようとしているなら，目はとても大事な手がかりになります。他者のこころを推測する時，チンパンジーでも子どもでも，相手の視線に注目すること（子安, 2000）がそれを裏づけます。ただし，何を見ようとするか，視線をどこに向けるかは意識的にコントロールしやすいことを考慮する必要があるのです。空気を読ませまいと，こちらをだまそうとする相手には，意識的にコントロールしにくい手がかりに注目して，相手の管理下にある情報ではなく，「漏洩」している（気がつかないうち自然に表れる）情報を集めることが有効です。この場合に漏洩するのは，嘘をつくことそれ自体の情報ではなく，嘘をつくことによって喚起された不安や罪悪感などの感情に関する情報です。嘘をつこうとしている人は，その感情を隠そうとして，自分のことばや表情，視線をコントロールしようとします。なぜなら，他の人がそこに注目していることを知っているからです。しかし，たとえ嘘をつくのが上手な人でも，自分のすべての行動を完全にコントロールできるわけではありません。身体の動きや声の調子などは，意識的にコントロールしにくいため，嘘を見抜く手がかりになりやすいのです。よく知っている人が相手なら普段の様子を思い浮かべて何かおかしいところがないか，気をつけて判断することも大切です。そこには嘘による緊張感が表れている可能性があります。まとめると，ことばや表情，視線のような意識的にコントロールしやすい手がかりよりも，身体の動きや声の調子のような，意識的にコントロールしにくい手がかりを利用する方が，嘘から喚起された感情を発見できる可能性がちょっぴり高くなるのです。

2．人と人とのつながり（対人関係）を読む

「あの二人，最近雰囲気変わったんじゃない？　つきあい始めたのかな」学校や職場で聞いたことのある話です。"空気を読む"対象は，特定の人ばかりではありません。人と人のつながりによって生まれる空気，対人関係の雰囲気についても，私たちは日々のなかで推測し，判断しています（図9-1b）。つまり，目の前の相手の空気を読み，みずからの気持ちを伝えるというやりとりだけでなく，人と人のつながりを読むことで，私たちは集団生活を営んでいるのです。人と人とのつながりを読むことは，誰と誰が仲良しで，誰と誰がケンカしていて，誰が孤立しているのかを知ることです。恋人を探すなら，パートナーのいない相手を見つける必要があります。仲間がケンカしているなら，仲裁しなければいけません。そして，ひとりぼっちになっている人がいたら，声をかけてあげるべきでしょう。このように，集団生活を快適に営む上で，人と人のつながりを読むことはとても大切です。

人と人のつながりを読む手がかりとは何でしょうか？　コミュニケーションにその鍵が隠されています。人と人のつながりは日々のコミュニケーションによって形成・維持されています。そして，人と人のつながりの特徴は，日常生活のコミュニケーションに表れています（大坊, 1998）。たとえば，はじめて会った人とコミュニケーションする時，お互いの距離が遠く，表情も硬く，多くの人は何を話せばいいか困ったりします。ところが，仲良くなるにつれ，互いの距離が縮まり，笑顔も多くなり，たくさん話すようになります。実際，私たちは他者同士のコミュニケーションを観察することで，人と人とのつながりを読んでいることが明らかになっています（木村, 2008）。人と人とのコミュニケーションを観察する時，会話のやりとりから，その人たちがどのくらい親しい間柄なのかを推測しているのです。私たちは活発なコミュニケーションを見ると，親しい間柄と思い込む傾向があるのですが，親しい人たちが静かに話している場合もあるので注意が必要です。

人と人とのつながりを読む手がかりが，推測しようとする対人関係の種類で異なることもあります（Archer, 1980）。たとえば，顔のつくりが似ていれば，その人たちが家族や親せきである可能性が高くなります。また，視線の合わせ

方や姿勢から上下関係を推測できます。反り返って相手をじっと見つめているのが上司で、目線を合わせないようにうつむいているのが部下という具合です。そして、一緒にいる男女が、夫婦や恋人か、ただの友だちかは、二人の距離感、とくに肩や腰への手のまわし方がヒントになります。それぞれの手がかりは、絶対的なものではなく、そのほかの手がかりを含めて、総合的に判断する必要があります。しかし、それらが有効な手がかりであることは確かでしょう。

3．人のあつまりを読む

「あの場の"空気"ではそうするしかなかった」ということばを、耳にしたことはないでしょうか？"空気"は、目に見えないだけでなく、時に人を動かしたり、逆に動けなくするような圧力をもつ (山本, 1983) ことがあります。人のあつまりが生み出す"空気"は、私たち一人ひとりを動かす力をもつのです (図9-1c)。私たちはひとりで生きていくことができないために、集団に受け入れられたい、集団から排斥されたくないと思っています。だから、私たちは人の集まりの空気を読み、集団の基準に一致するように動こうとするのです。このように、個人が集団に合わせようとすることを「同調」と呼びます。この場合の"空気"は、注意して"読む"というよりむしろ、好むと好まざるとにかかわらず"肌で感じる"タイプのものといえるかもしれません。私たちはまわりのうち、何人くらいが動いたら (動かなかったら)、自分も動こう (動かないでおこう) といった社会的感覚をそれぞれもっています。はじめわずかな人数が行動し、それを見て社会的感覚が敏感な者が呼応します。その人数が増えるにつれ、ついには社会的感覚が敏感でない者も同調するのです。つまり、集団の動きというものは、いつもみんなが一斉に動くわけではないのです。同調は、誰かの行動に影響された自分の行動が、別の誰かの行動に影響を及ぼす循環的プロセスであり (Granovetter, 1978)、ファッションの流行やいじめのメカニズムのひとつになっています。

第3節 "空気"に対処する

　みなさんのあたまのなかに大きな疑問が浮かんできたのではないでしょうか。「まわりの人と仲良くするため，仲間はずれにされないため，空気を読むことが大事だと言っていたはずだ。それなのに，人のあつまりの空気を読むことがいじめにつながるのか」と。そうです。注意していなければ，時として"空気を読む"ことであなたやまわりの人を傷つける場合があります。そこで，ここでは私たちが"空気"にどう対処すればいいかについてお話します。

1．少しの間だけ目をつむる

　"空気を読む"ことは，あなた自身を傷つけることがあります。たとえば，大好きな友だちや尊敬する人があなたに軽べつのまなざしを向けていると知ったら，あなたはどんなにか落ち込むでしょう。世界が真っ暗になってしまうかもしれません。そもそも"空気を読む"ことは，まわりの人と仲良くやって，楽しい気持ちでいるために必要だったはずです。空気を読むことで嫌な気持ちになるなら，いっそ目をつむって空気を読まなければどうでしょう。"知らぬが仏"とはよく言ったもので，まわりの空気を読まない方が，他人の気持ちを知らない方が，いい気持ちでいられることもあります。私たちは，しあわせでいたいと願う生き物ですので (Taylor, 1989)，それも仕方がないことかもしれません。ただし，先に述べたように，私たちはまわりの人と協力しないと生きていけない社会的動物でもあります。少しのあいだなら，まわりの人も許してくれるかもしれませんが，自分さえ楽しければいいという考えを固持しては，ほかの人とうまくやっていくことはできないでしょう。

2．私とあなたのバランス

　"空気を読む"ことで，あなたが疲れてしまうことがあります。"空気を読む"ことはまわりにあなたを合わせることにつながるので，そればかりでは，自分がやりたいことができず消耗してしまいます。たとえば，上司の空気を読むと，「残業してくれないかな」というメッセージであったり，恋人の空気を

読むと,「休日は遊びに連れて行って欲しいな」というメッセージが読みとれて，その要求に応え続けていると，自分の限界を超えてしまうかもしれません。そんな時には，言い方を工夫しながら，上司には「最近残業が続いてますので，今日は帰らせて欲しいのですが」とか，恋人には「来週の休日は遊園地に行こう。でも，今週はゆっくり家でテレビでも見ようよ」と提案してはいかがでしょう。まわりのことを配慮しながら，あなたの希望をおりまぜて提案できることは，"空気を読む"のと同じくらい重要な，良好な対人関係を形成・維持するためのスキルです（相川，2000；子どもの社会的スキルについては第7章を参照）。

3．向かい風を受けても

　時に，私たちは"空気を読む"ことで誰かを傷つけてしまうことがあります。つまり，権威ある人やたくさんの人の"空気"の力で，普段なら考えられないような，恐ろしいことをしてしまう場合があるのです。ミルグラムの服従実験 (Milgram, 1974) は，心理学の研究のなかでもっともセンセーショナルなものの一つです。この研究では，「罰を与えることが学習を促進するのか」を検証するという名目で，実験の参加者が募集されました。実験は，教師と学習者の2人1組で行われます。参加者は「教師」の役割を与えられます。もう1人の参加者は「学習者」の役割が与えられて，単語の組み合わせを記憶する課題に取り組みますが，ずっと間違い続けます。実は，この学習者は実験の協力者で演技しているのですが，教師役の参加者はこのことを伝えられていません。ここで「実験者」から，「学習者」が問題を間違うたび，罰として電流を流すよう「教師」役の参加者に要請があります。しかも，間違いの回数が増えるにつれて，電流を強めるよう指示されるのです。

　みなさんは，「こんな実験をしても教師役の参加者が電流を流すはずがない」と思うかもしれません。しかし，結果は違います。実験者という権威ある人に命令されると，学習者が「痛い」「実験を中止して」と懇願しているにもかかわらず，約6割の参加者が電流を流し続けました。いったん"空気"の代理人になると，私たちは自分の責任を感じにくくなって，ひどいことをしてしまう

場合があるのです。戦争中の残虐な行為や，政治の汚職事件，医療ミスの隠蔽が起こる背景には，このような空気の力が働いている可能性があります。

　それでは，私たちはどうやっても"空気"の力にあらがうことができないのでしょうか？　服従しなかった人に注目し，上記のミルグラムの実験に関連する研究をあらためて分析した最近の報告があります（Packer, 2008）。それによると，服従をやめた参加者の多くは，電流を流すたびに聞こえていた「痛い」という学習者の声よりむしろ，途中で「実験を中止して」とはじめて聞こえた学習者の声に応えて服従を拒絶していることがわかりました。この結果には，"空気"に関する2つのヒントが隠されています。ひとつは，電流を流すうち，何度も耳にした「痛い」という学習者の声に，参加者が鈍感になっていたことです。これは，気がつかないうちに，権威からの残虐な命令を忠実に遂行する"空気"が作られていることを示しています。そこに「実験を中止して」というはじめての訴えがあって，参加者はみずからの残虐な行為に気づいたといえます。もうひとつのヒントは，実験者の権威が生み出した服従を強要する"空気"は，学習者の訴えと，それを受け止めた教師役の参加者により変えることができたという点です。つまり，もし悪い空気に気がついたら，"水を差す"ことで新しい空気に変えてしまえばいいのです。もちろんその時，私たちには，空気に向かっていくだけの勇気が必要なことはいうまでもありません。

◇◇◇◇◇◇◇◇◇◇◇◇◇◇◇◇◇◇◇◇◇◇◇◇◇◇◇◇◇◇◇◇◇

　私たちはひとりで生きていくことができません。そのため，人と人のかかわりのなか"空気を読む"ことでまわりの人とコミュニケーションし，力を合わせて毎日の暮らしを営んでいるのです。もしも強い風が吹いているのなら，時には少し立ち止まって目をつむり，また時には軽やかにその風を駆け抜け，そして時には強い風にあらがいながら少しずつ進んでいくのもいいかもしれません。現代社会という，日々変化している"空気"のなかで，本章でのお話が少しでもみなさんのお役に立てば幸いです。

◇◇◇◇◇◇◇◇◇◇◇◇◇◇◇◇◇◇◇◇◇◇◇◇◇◇◇◇◇◇◇◇◇

（木村　昌紀）

Chapter 10

自分を見つめる方法
——人とうまくつきあっていくために——

あなたは幼い頃，どんな子どもだったでしょうか。最近，気になることは何でしょう。数年後には，どんな生活をしていると想像しますか。過去の自分，今の自分，未来の自分。私たちは，さまざまな自分自身について語ることができます。インターネットには，ブログや日記をはじめ，こうした「自分語り」があふれています。近年の心理学では，自分について語ること（ナラティヴ）が，そのまま新しい自分につながっていくと考えるようになりました。まさに自分を毎日，アップデートしているわけです。自分探しから自分づくりへと，時代は変化したのかもしれません。「本当の自分」は見つけるものではなく，つくっていくものなのでしょう。この章では，そんな自分づくりのヒントを，最新の心理学から紹介します。

第1節　気持ちをほぐす3つの方法

1．感性を耕す——レーズン・エクササイズ

「自分語り」に入る前に，自分自身を新鮮な感覚でとらえる練習をしましょう。ふだん見慣れたものでも，「そのまま」感じとることで，あらたな発見があるかもしれません。ここでは，シーガルら（Segal *et al*., 2002）の**マインドフルネス認知療法**というプログラムから，「**レーズン・エクササイズ**」を簡略化して紹介します。方法は簡単なので，さっそくやってみましょう（表10-1）。

シーガルらの本には，「こんなにひからびたものが，こんなにおいしいなんて意外」「心がいろいろなところに飛んでいく」「自分が何かを食べているという事実にはっきりと気づいた」といった感想があげられています（Segal *et al*., 2002, 訳書 2007, pp.64-66）。ひとつのレーズンを通して，ふだんの体験とちょっと

表 10-1　レーズン・エクササイズ（Segal et al., 2002, 訳書 2007, p.81 をもとに作成）

1. レーズンをひとつ手に取り，手のひらに置くか，指でつまむ
2. それをはじめて見たかのように，注意深く見る
3. 指でつまんでひっくり返し，その手触りを探る
4. そっと口に入れ，口の中の感覚をただ探る
5. ゆっくりかみしめ，その形の変化に気づく
6. それを飲み込む感覚，胃に落ちていく感覚に寄り添う
7. 自分の体がレーズンひとつ分重くなったことを感じましたか？

違う，より直接的な体験をしている様子がわかるでしょう。あなたはどのような感想をもちましたか？

■■実習1■■

自分の身近な物（カップやシーツなど）を手に取って，その感触を味わってみましょう。また身近な自然（木など）にふれて，どのような感覚が生じるかを書きとめてみましょう。

2．矛盾した感情を包含する──インクルーシブセラピー

感性を耕したあとは，自分の気持ちに注意を向けてみましょう。私たちの感情は複雑です。「したくないのにそうしてしまう」「〜という気持ちもあるし，〜でないという気持ちもある」など，心の中には正反対あるいは矛盾した感情が共存しています。それはしばしば，葛藤や不安のもとになるでしょう。

そんな時は両方の気持ちを認めるのがいいと，オハンロン（O'Hanlon, 2003）は言います。たとえば，怒りたくないのに腹がたってしまう時，こう言い聞かせることができるでしょう。「怒りを感じることもできるし，怒りを感じなくてもいい」（O'Hanlon, 2003, 訳書 2007, p.39）と。英語で言えば，「I can feel 〜 and I don't have to feel 〜」という公式になります。こうして自分に「おまじない」をかけるのです。

行動についても同じで，何かを躊躇している時には，「そうしてもいいし，そうしなくてもいい」（I can do it and I don't have to do it）のです（もちろん破壊的

表10-2 インクルーシブセラピーの例 (O'Hanlon, 2003, 訳書 2007, p. 31, 35, 40, 63, 67 をもとに作成)

1．許　可　法
クライエント：彼の声を思い出したら，本当に怖くなってしまったんです。 セラピスト（1）：怖くなるのはいいです。あなたが感じることを存分に感じてください。 セラピスト（2）：怖がらなくてもいいですよ。ここには私がいて，彼はいません。あれは過去のことなのです。これは現在のことです。 セラピスト（3）：怖くなってもいいし，あなたは怖がらなくてもいいです。
2．陰　陽　法
クライエント：かさぶたを取るのをやめられません。毎晩何時間も，血まみれになるまでむいてしまうのです。 セラピスト：では，どうでしょう。午後6時から9時まで，1時間につき5分間だけ，それをご自分に許可されてみてはどうですか。
3．別の可能性を含める方法
クライエント：私は決してもう恋に落ちたりはしません。恋愛関係はとてもきついです。 セラピスト：あなたはもう恋に落ちることはないかもしれませんが，もしあなたが恋に落ちたとしても，それはあなたがより良い選択をしたということになるでしょう。

な行動は別ですが）。深呼吸して，このように唱えるだけでも，ずいぶん気持ちがほぐれると思いませんか？

　オハンロンはこのような方法を，**インクルーシブセラピー**としてまとめています（表10-2）。これは，日常生活で自分を励ます「おまじない」としても十分に役立つでしょう。いえ，もちろん「使ってもいいし，使わなくてもいい」のですが。

■■練習問題1■■

　次のような気持ちの時，自分にどのように言い聞かせますか？（O'Hanlon, 2003, 訳書 2007, p.45, 53 を改変）
　a．「勉強するのはとても嫌い……」
　b．「もっと寝ていたいけど，学校に行かなくちゃ……」
　c．「彼のことは好きだけど，冷たくされるのには我慢できない……」

（解答例は117頁にあります）

■■実習2■■

自分の心が「弱く」なった時，気持ちを立て直すための自分なりの「おまじない」（モットーや座右の銘）を，いくつか考えてみましょう。

3．心のなかで他者と対話する──エンプティチェア

私たちはしばしば過去を悔やみます。「〜するんじゃなかった」「〜しておけばよかった」「どうしてこんなことになったんだろう」など，満たされぬ思いや納得できない思いをもつことがあります。

こういう時は，該当する他者と心のなかで対話してみるといいでしょう。ここでは，ニーマイアー（Neimeyer, 2001）の悲嘆療法から，**エンプティチェアの技法**を紹介します。42歳のスーザンは，3年前に母親を肺がんで亡くしました。彼女は懸命に看病しましたが，どこか「うまくやれなかった」という気持ちを抱いているようでした（以下はNeimeyer, 2001, 訳書 2007, pp.251-257を要約）。

ニーマイアーは，スーザンの対面に椅子を置いて，「この椅子にお母さんに座ってもらって，実際に会話を始めてみませんか」と誘います。スーザンが，「お母さん，ほんとに私ね，最期までもっとよく看病したかったのよ」と語りかけると，ニーマイアーは，「今度は母親の椅子に移って，スーザンに返事をしましょう」と促しました。

スーザンは「母親」になって，「スーザン，そんなに荷を負うのはもうやめなさい」と言ったあと，「母はそんな人ではない」と気づきます。そして今度は，「もう歩けないんだから，あなたが家の外に連れて行くべきでしょ！」などと，「スーザン」に不満をぶつけ始めます。スーザンは再びスーザンの役割に戻り，「でも私は一人しかいなくて，それが精一杯で……」と「母親」に主張しました。

ニーマイアーが「お母さんにあなたがいまどういうふうに感じているか伝えてください」と促すと，スーザンはとつぜん，「寂しいよ，お母さん。お母さんは手に負えなかったよ。でも，本当に優秀なひとって，やっぱり手に負えないようなひとでしょ，ねえ，お母さん」と涙ながらに訴えます。こうして母親に対する愛情を確認したあと，スーザンは自分と母親に似た部分があることに気

づきます。自分のなかで母親が生きているのかもしれないと思うのです。

　これはセラピーのなかでの出来事ですが，私たちは日常生活でも，心のなかでさまざまな対話をしています。その組み合わせもいろいろあります。
・今の私と過去の他者
・過去の私と過去の他者
・過去の私と今の私
・未来の私と今の私　など

それは私たちが過去と和解し，自分をアップデートするのに必要な作業なのかもしれません。

■■実習3■■

　小学生の頃の「私」と対話してみましょう。今の私は昔の私にどう声をかけますか？　昔の私は今の私になんて言ってくれるでしょう。できればエンプティチェアを使って，誰かに聞いてもらいながら実習します。

■■練習問題の解答例■■

a．「私は勉強を嫌いでいいし，そして好きになることもできる」
b．「私はもっと寝ていたいし，そして学校にも行かなくてはと思う」
c．「私は彼から離れたくないと思っていて，そして離れる必要もあると感じている」
　　　　　　（矛盾した感情を「そのまま」認めることがポイントです）

第2節　今を生きる3つの方法

1．今この瞬間をとらえる──プレゼントモーメント

　私たちは，お互いの気持ちを読みとることができます。「私が感じていることを，あなたも感じている」と，ぱっとわかるものです。だからこそ，同じ「心象風景」を共有することもできるでしょう。このような心のありようを，スターン（Stern, 2004）は**間主観的意識**と呼びました。「私」と「あなた」の意識

が重なり合う領域といってもよいでしょう。いわば，人と人とのつながりの出発点です。

スターンによれば，それは**現在の瞬間**（プレゼントモーメント）という，ごく短い単位（3～4秒）の体験から生じるといいます。現在の瞬間とは，いわば「今，ここ」の体験にぐっと集中していくような心のありようです。その練習法として，ここでは「朝食に関する面接」(微小分析面接)（Stern, 2004, 訳書 2007, pp.241-253）を紹介しましょう。「あなたは今朝の朝食時，どのようなことを体験しましたか？」。ある人はこう答えるかもしれません。

「えーと，ティーポットを手にとり，お茶を注いだことを思い出しました。実際に手にとったかどうかは思い出せないけれど，そうしたと思います。とにかく，私はお茶を注いでいる間に，ふと昨夜の出来事を思い出していました。すると，ちょうどその時，電話が鳴り，ああ，私は今お茶を注いでいたのだった——と，我に返りました。とりあえずお茶をカップ一杯になるまで注ぐべきか，ポットを置いて電話をとるべきか，どうしよう——と思いました。私はポットを置いて，立ち上がり，電話に出ました」（以上，約5秒間の出来事）（Stern, 2004, 訳書 2007, p.10）

こうしてみると，一瞬のあいだに，さまざまな体験が折り重なっていることがわかるでしょう（上の例にもあるように，意識が時に過去や未来に向かう点も興味深いですね）。語り手と聴き手の2人で，その時何を考えどう感じたかを，さらに追ってみてください。わずか数秒の体験でも，かなり「厚く」記述できることがわかると思います。現在の瞬間を深めることで，人とのつながり（間主観的意識）をさらに感じられるかもしれません。

■■**実習4**■■

二人組みで「朝食に関する面接」をやってみましょう。語り手は今朝の朝食での体験を細かく描写して伝えます。聴き手はあとで述べる「話の上手な聴き方」を参考に，しっかりと聴きます。

2．今この瞬間を好転させる——IMPROVE

人生は時に理不尽で不公平です。ものごとはいつも順風満帆ではありませ

ん。いくら努力していても困難な状況は訪れます。どんなにがんばっても，うまくいかないこともあるのです。そのような時は，リネハン（Linehan, 1993）の**弁証法的行動療法**から IMPROVE スキルを思い出すといいでしょう（表10-3）。

　このスキルは，現実を「ありのまま」に受け入れることにつながると，リネハンは言います。私たちはしばしば，苦痛を「なんとかしよう」と試みますが，究極的には，苦痛を「受け入れる」ことが重要だというのです。人間万事
塞翁(さいおう)が馬。行動療法は苦痛制御のさまざまな方法を示していますが，そのプログラムの最後に苦悩耐性のスキルを学ぶことは，興味深いといえるでしょう。リネハンは次のように述べています。

　　苦痛や苦悩は人生の一部である——つまりそれを完全に避けたり取り除いたりすることは不可能なのである。この不変の事実を受け入れられなければ，苦痛や苦悩は増えるばかりである。2つめは，苦悩に耐えることは，すくなくとも短期においては人が変わろうとするための本質的な部分であるからである（Linehan, 1993, 訳書 2007, p.213）。

表10-3　IMPROVE スキル（Linehan, 1993, 訳書 2007, pp. 286-287 をもとに作成）

・Imagery（イメージする）： とても安心できる場面を想像する。うまく対処できることを想像する。
・Meaning（意味づける）： その苦悩になんらかの意味を見つける。精神の価値について思い出す。
・Prayer（黙想する）： いっそのこと「より高い存在」にすべてを委ねる。
・Relaxation（リラックスする）： マッサージする。熱いシャワーを浴びる。ホットミルクを飲む。深呼吸する。
・One thing in the moment（一度に一つのことをする）： 頭を使わない作業（日常的な家事など）に伴う身体的な感覚に集中する。今経験しているその瞬間にいること。
・Vacation（短い休暇をとる）： 軽い休息をとる。くだらないことをする。一日電話を切る。
・Encouragement（自分を励ます）： 「いつかは終わる」「私は精一杯やっている」と何度も自分に言い聞かせる。

■■実習5■■

IMPROVEスキルのそれぞれについて，自分なりのアイディアを考えて，リストにしてみましょう。

3．話の上手な聴き方——意味を引き出す方略

私たちの「語り」は，それを聴いてくれる相手を必要としています。逆に言えば，私たちは他者の話をどう聴くのか，それを他者とどう共有するのかが，重要な課題になってきます。

マクレオッド（McLeod, 1997）は，上手な聴き手になるためのポイントをあげています（表10-4）。語りが展開するかどうかは，聴き手の姿勢によるところが大きいのです。相手の語りに，うまく波長を合わせることができましたか？

表10-4　話の上手な聴き方（McLeod, 1997，訳書 2007, p.224をもとに作成）

・子どものころの経験を思い出してみよう。どんなふうにして，母親にお話を語ってもらっただろうか（話を上手に引き出そう）
・友だちと昼食をしている席を思い出してみよう。相手が自分の話に関心をもっていないことを，私たちはどうやって気づくだろうか（退屈していると思われないように）
・早わかりしようとがんばらない。聴いていて，なんらかのイメージや空想が頭に浮かんだら，それに身を委ねるようにする（スターン（Stern, 2004）も「沿っていくこと」（moving along）には「いいかげんさ」（sloppiness）が必要だと言っている）
・時には次のような疑問を考えてみる。「なぜ今この時期に，この話を語っているのだろう」「それは，どういう出来事が引き金になっているのだろう」「この話を語ることで，どんな感情を扱おうとしているのだろう」「この話を語ることで，私にどんな感情を引き起こそうとしているのだろう」

第3節　カウンセリングと語り

最後に，少しだけむずかしい話をしておきましょう。自分語りはなぜ自分づくりにつながるのでしょうか。私の考えでは，人生を語り直すことで過去や未来のイメージが修正され，そこから現在の自分が再定義されるのです（図10-1）。そのことで，自分なりの「ベターな」選択が見えてきて，人生に納得できる点を見出せるのではないかと思います。

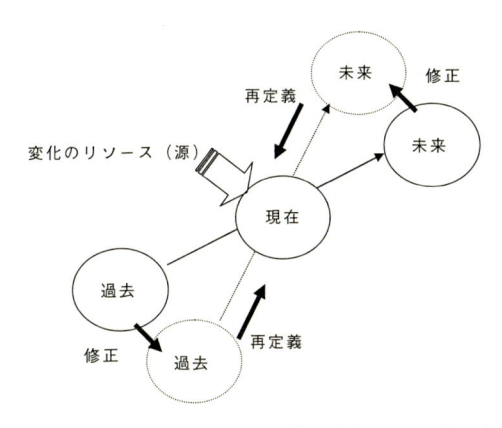

図10-1　人生の語り直しと過去・現在・未来のイメージの変化

　このような変化をもたらす源（リソース）には，この章で練習した語り手（自分）のコンディションのほかに，誠実な聴き手の存在（カウンセリングの場合はカウンセラー）が必要になります。そのほかの要因，たとえば，偶然としかいいようのない出来事などもあるでしょう。
　しかし，「ただ語るだけ」でもいいのでしょうか。どうもそうではなさそうです。オハンロン（O'Hanlon, 2006）は，本人のモチベーションに沿って語りを展開する方法を勧めています。でも，もし「変わりたくない」というモチベーションだったら，どうなるのでしょう？　オハンロンは，「いかに変わらないか」を話し合うことで（逆説的ですが）変化すると考えています。それにしても何が人を変化させるのでしょう。これは，カウンセリングの古くて新しい話題です。テア（Terr, 2008）は，多くの事例を分析して，プレイフル，クリエイティヴ，しなやか（elastic）というキーワードをあげました（Terr, 2008, p.266）。まだわかっていないことも多いのですが，「人は変化しうる」ということだけは確かなようです。関心のある人は，この「ミステリー」に取り組んでみてはいかがでしょう。

自分のことばかり考えていると自己中心的になる，という批判があります。人の気持ちに思いを馳せる練習こそ必要ではないか，というわけでしょう。もちろんそういう面も否定はできません。しかし筆者は，やはり自分自身をしっかりと内省できることがまず必要と感じています。ゆるがせにできない自分があってこそ，人を大切にできると考えるのです。たとえば，カウンセリングや心理療法で展開していることも，一般に考えられているより，かなり自己探求的な過程です。しっかり悩むことで，人とのつながりが見えるのです。本章をきっかけに，ぜひそのような自分づくりの扉を開けてみてください。

（串崎　真志）

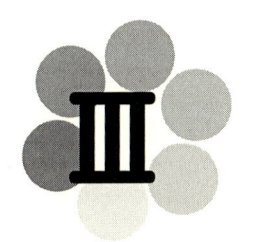

Ⅲ くらしを考える

　私たちのまわりには，たくさんの人たちがいます。人が集まれば，それは集団となり，そこには，個人の性質とは異なったさまざまな特徴が生まれます。私たちは，そのような大きな社会のなかで，さまざまな人とふれ合いながら生きています。
　社会のなかで生きていることは，私たちにとって，ごく当たり前のことだと感じるかもしれません。また，日々の生活のなかで，自分が社会の影響を受けていると意識することはあまりないかもしれません。でも，自分ひとりで考えている，あるいは自分ひとりで行動していると思っていることでも，実は，まわりの力によって変化していたり，社会の影響を強く受けていることがたくさんあります。知らず知らずのうちに，私たちは，自分が今いる環境のもとで，その社会のルールや周囲の力を感じ，そのなかで自分を位置づけ，自分を見つめ，自分自身の人生を生きているのです。
　私たち人間が生きるということは，社会のなかで暮らすということだといえます。そこでは，さまざまなことが起こります。「赤信号，みんなで渡れば怖くない」とありますが，一人ひとりの力は，小さなものかもしれません。でも，それが集まれば，時に，とても大きな力になることがあります。それは，社会という大きな観点でも，個人という小さな視点でも。そして，良い意味でも悪い意味でも。
　第Ⅲ部では，人が生きるということを，暮らすという意味からとらえ，集団や社会という大きな人とのつながりについて考えてみたいと思います。

Chapter 11 集団のなかで生きる

　私たちは，日常生活の多くの部分をさまざまな集団のなかで過ごしています。家庭で家族と一緒に夕食を食べながらテレビを見る，学校でクラスメイトと一緒に授業を受ける，休日に仲のよい友だちとカフェに行って雑談をする。あるいは，サークル活動やアルバイトに精を出す。ふりかえってみれば，私たちは家族，学生仲間，サークル，そして職場といった集団のなかで，それぞれ異なる行動やふるまいをしていることに気づくでしょう。本章では，こうした集団にみられる特徴とそのなかで受けるさまざまな影響，そして集団としてうまく力を合わせるためのコツを取り上げます。

第1節　集団とは何か

1. 人々の集まりは集団といえるのか

　まず，**集団**とは何かということを考えてみましょう。単に人々が同じ場所に集まった状態，たとえばバスや電車にたまたま乗り合わせた人々は，**集合**または**群衆**と呼ばれ，集団とは区別されます。心理学では，共通の目標をもち，お互いに相互作用（なんらかのやりとり）を交わして影響を及ぼし合う人々の集まりを集団と呼びます。集団の一般的な特徴を，図11-1に示しておきます。
　ただし，これらの特徴をすべての集団が完全に備えているわけではなく，各特徴を備えた程度に応じて，その集団の"集団らしさ"が異なってきます。最初は集団としての特徴が乏しくても，メンバーが集団として活動を継続していくにつれ，より集団らしい集団へ発達を遂げることもあります。

2. 集団らしさを特徴づけるもの

　集団内に共通の目標と相互作用が存在することを前提として，さらに集団ら

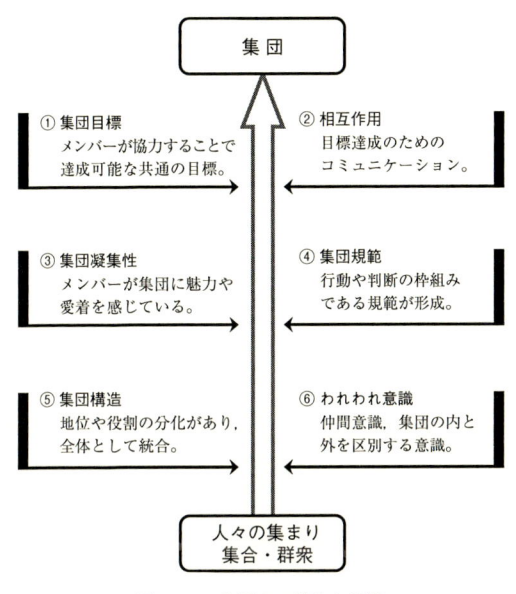

```
                    ┌─────────┐
                    │ 集 団   │
                    └─────────┘
                         ▲
  ① 集団目標              │         ② 相互作用
  メンバーが協力することで  │         目標達成のための
  達成可能な共通の目標。   │         コミュニケーション。
              ──────→   │   ←──────

  ③ 集団凝集性            │         ④ 集団規範
  メンバーが集団に魅力や   │         行動や判断の枠組み
  愛着を感じている。       │         である規範が形成。
              ──────→   │   ←──────

  ⑤ 集団構造              │         ⑥ われわれ意識
  地位や役割の分化があり, │         仲間意識, 集団の内と
  全体として統合。         │         外を区別する意識。
              ──────→   │   ←──────
                    ┌─────────┐
                    │ 人々の集まり │
                    │ 集合・群衆  │
                    └─────────┘
```

図11-1 集団の一般的な特徴

しさを特徴づける重要な特性は，**集団凝集性**と**集団規範**です（図11-1の③と④）。まず，集団凝集性とは，メンバーたちを所属する集団にとどまらせようとする心理学的な力のことです。まとまりのよい集団とそうでない集団があることは，経験的に理解できると思います。この「まとまりのよさ」を表す特性が集団凝集性であり，メンバーが集団に感じる魅力ともいえます。この魅力の高さは，1. 集団活動の内容が面白いか, 2. 人間関係が友好的なものか, 3. 集団が外部から高く評価されているか，という点に左右されます。凝集性の高い集団では，メンバーの集団活動への満足感が高く，一致団結して課題に取り組みます。逆に凝集性が低いと，満足感は低く，ささいなもめごとを契機に，その集団に所属することをやめ，立ち去ろうとするメンバーが現れる可能性があります。

次に，集団規範とは，集団メンバーが共有する判断や行動の枠組みのことです。多くの場合，いわゆる暗黙のルールとして集団内に形成されます。集団として活動を進めるにつれ，メンバーの態度や行動がしだいに似通ってきて，集団内での標準的な行動の仕方が規範として確立されます。たとえば，先輩や上

司の命令には絶対服従であるとか，集合時間の10分前には必ず到着しておくといったことです。規範は集団内に一定の秩序をもたらすと同時に，望ましい行動と望ましくない行動を判断する基準となります。もしも規範から外れた行動をとるメンバーがいると，規範に従うように他のメンバーから説得，勧告，非難などによる心理的な圧力が加えられます。これを**斉一性への圧力**と呼び，圧力を受けて規範に従った行動をとることを**同調**と呼びます。

集団内に規範が形成される理由のひとつは，自分の判断や行動が「正しい」と確信をもてない場合に，他者の判断や行動を参考にするためです（**情報的影響**）。規範の形成について，シェリフ（Sherif, 1936）は，自動運動（暗闇で静止した光点を見つめていると動いて見える錯覚）を用いた実験を行いました。まず，実験参加者は，暗室内で光点がどれくらい移動して見えるか，ひとりで判断を行いました。あくまで主観的に感じる移動距離ですから，人によって報告する距離はバラバラです。しかし，その後，集団で何度も判断をくり返すうちに，各参

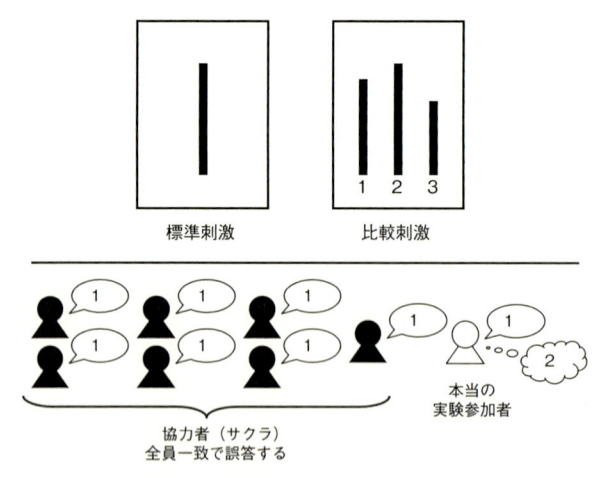

標準刺激　　　比較刺激

協力者（サクラ）
全員一致で誤答する　　　本当の実験参加者

標準刺激の線分と同じ長さの線分を比較刺激のなかから選ぶ。
8名で課題を行うが，本当の参加者は1名のみで，残りは協力者である。
正解は明白（この場合の正解は2）であり，ひとりで判断した場合には，ほぼ誤りは生じない。
しかし，協力者が全員一致で誤答した12回の判断において，参加者の4分の3が少なくとも1回は，誤った回答をした。

図11-2　アッシュの同調実験

（Asch, 1951 より作成）

加者の報告する距離は近い値になり、一定の範囲に収束していきました。このように、客観的な判断が難しい事態では、周囲の人の判断が正しい判断のより所になるのです。

集団内に規範が形成されるもうひとつの理由は、メンバー間の結束を維持し、集団に一定の秩序を保つためです。人は、基本的に周囲の人たちと異なる行動をとって集団内で拒絶されるのを避け、受容されることを求めるがゆえに、ほかのメンバーの判断や行動に合わせようとします(**規範的影響**)。アッシュ(Asch, 1951)は、線分の長さを比較判断するという単純な課題を用い、多数の人が自分とは違う判断を示した時、それが誤りであることが明白であっても、規範からの逸脱を避けるために同調が生じることを示しています(図11-2)。

3．集団の発達

メンバーが知り合ったばかりの頃と長い間一緒に活動した後とでは、集団の雰囲気や活力は大きく異なります。メンバーが相互作用を深めていくうちに、集団は発達を遂げます。集団が形成から解散に至るまでのプロセスは、**集団発達の5段階モデル**で示されます(Tuckman,1965, Tuckman & Jensen, 1977)(図11-3)。このモデルでは、①メンバーがお互いをよく知らない形成期、②集団内で意見の対立や葛藤（もめごと）が生じる騒乱期、③集団として結束を強める規範期、④活力をもって課題の遂行に取り組む遂行期、⑤なんらかの理由によって集団が解散する解散期が想定されています。高い生産性を発揮する④の遂行期まで成熟することが、集団にとって望ましいと考えられますが、すべての集団が順調に発達するとは限らず、いくつかの段階を行きつ戻りつする集団もあります。また、以前の段階で生じた問題（たとえば、未解決のままの葛藤）が課題遂行の妨げとなり、④の遂行期に到達できないまま解散を迎える集団もあります。

集団が解散する理由としては、最終的な目標を達成した場合や、定められた活動期限を迎えた場合、度重なる失敗により外部からの要請で解体される場合などがあります。いずれにせよ、⑤の解散期を迎えたメンバーたちは、喪失感を感じつつ、集団活動をふりかえります。「集団は成功をおさめたか？」、「集団での活動は良い経験になったか？」、「他のメンバーと一緒に活動することは楽

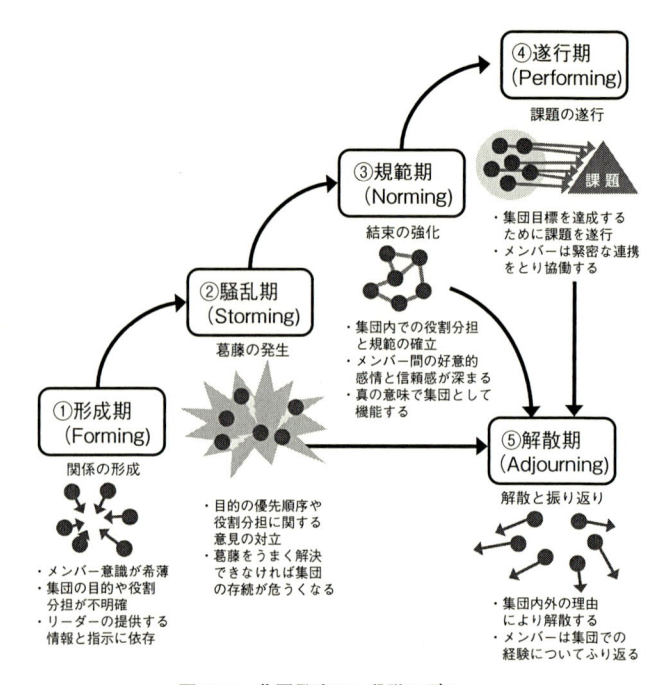

図 11-3 集団発達の 5 段階モデル
(Tackman, 1965 ; Tuckman & Jensen, 1977 より作成した Forsyth, 2006 の図を改変)

しかったか？」などです。このふりかえりは，集団活動に関するメンバーたちの一般的な考え方や行動に影響を及ぼします。ふりかえりの内容がネガティブならば，集団で活動すること自体を気詰まりに感じるようになります。ポジティブな内容ならば，別の機会に他の集団へ積極的に参加する原動力となります。

第2節　集団でうまく力を合わせるために

1．集団で協力することの落とし穴

　現代社会の仕事の多くは，単独の個人で成し遂げられるものではなく，集団で遂行されるのが一般的です。仕事内容や業種によって程度の差はあるにせよ，私たちはほかの人たちと協力して課題に取り組むことが数多くあります。しかし，集団で力を合わせても，必ずしも優れた成果を出せるとは限りません。

集団で協力することには，落とし穴ともいうべき現象が潜んでいます。

集団で仕事をする場合，個人単独で仕事をする時より，1人あたりの仕事量が低下することがあります。たとえば，3人1組で綱引き課題に取り組む際，各メンバーが平均60kg重の力で綱を引くことができるとすれば，3人が一緒に綱を引くことで，3倍の180kg重の力が発揮できると期待されます。しかし，実際に集団で綱を引く時の力は，この180kg重に達しません。つまり，集団の実際の仕事量は，メンバーの潜在的に可能な仕事量の総和を下回るのです。この現象は**プロセス・ロス**と呼ばれており（Steiner, 1972），一般に，集団メンバーの数が多くなるほど，1人あたりの仕事量は低下することが知られています。

なぜ，プロセス・ロスは生じてしまうのでしょうか。その理由として，**調整の損失**と**動機づけの損失**の2つがあります。調整の損失とは，メンバー間で活動の調整に失敗し，個々の努力が集団の成果に反映されないことを指します。協働作業では，課題そのものにかける労力とは別に，他のメンバーとの活動の調整に労力を要します。たとえば，綱引き課題でいえば，各メンバーがタイミングよく，同じ方向に綱を引かなければ，集団として発揮される力は個人の力の単純な総和よりも，弱くなってしまいます。

次に，動機づけの損失とは，他者と一緒に仕事をする状況で，課題への動機づけが低下することであり，**社会的手抜き**とも呼ばれています。集団の成果に対して各メンバーが貢献している程度（貢献度）が識別できないと，責任が分散して「自分一人くらい構わないだろう」と努力を怠るメンバーが現れます。この動機づけの低下への対処法として，①課題を分割して個々人に割り振る，②個人の貢献度が評価されるようにする，③個人の貢献度を報酬に反映させる，④貢献することにかかる負担を小さくする，などが提案されています。

2．集団で話し合うことの落とし穴

重要な問題については，一般に集団で話し合って決めることが好まれています。「三人寄れば文殊の知恵」といわれるように，個人が単独で考えるよりは，集団で話し合いをして決めた方が，より良い解決や的確な意思決定を導けると考えられるからです。しかし，こうした期待が裏切られ，**集団意思決定**が

歪んでしまう現象の存在が知られています。

　一般に，集団で話し合うと，全員の意見がうまく集約され，平均的な結論に落ち着くと思われがちです。ところが，集団で話し合いをすると，話し合う前の段階で多数派を占めていた意見が，極端な方向に偏って決定に反映されます。たとえば，東京へのオリンピック誘致の賛否を集団で話し合い，賛成と反対の意見を集約して，誘致のメリットとデメリットを明らかにしたいとします。しかし，話し合いの前に誘致反対の意見が多数派を占めた集団では，絶対反対・絶対阻止という極端な決定がなされることが多いのです。これは**集団分極化**と呼ばれる現象です（Moscovici & Zavalloni, 1969）。

　集団分極化が生じる理由は，第1節の情報的影響と規範的影響の観点から説明されます。まず，情報的影響については，話し合いにより，他者が自分と同様の意見であることを知り，その意見が正しく妥当であるという確信を強めるためです。規範的影響については，話し合いのなかで多数派の支持する意見をより強く主張し，自分が集団の規範に合致する好ましいメンバーであるとアピールするためです。その結果として，極端な集団意思決定が導かれるのです。

　また，時として，非常に優秀なメンバーで構成された集団が愚かで悲惨な意思決定を下すことがあります。ジャニス（Janis, 1972）は，ケネディ政権下でのピッグス湾侵攻，ジョンソン政権下でのベトナム戦争の泥沼化など，歴史上の政策決定の失敗事例を分析し，**集団思考**（集団愚考，集団浅慮とも呼びます）という現象を指摘しています。集団凝集性が非常に高く，集団が外部から隔絶されており，さらに高いストレス状態にさらされ，影響力の強いリーダーが存在する場合に，集団思考は生じやすくなります。こうした集団では，自分たちの能力や道徳性を過信し，全員一致を追求するあまり，疑問や批判は抑制されます。その結果，愚かな集団意思決定がなされてしまうのです。

3．リーダーシップの発揮

　集団を指導するリーダーのリーダーシップは，集団がうまく力を合わせて仕事をする上で重要な働きをしています。リーダーシップとは，集団目標の達成に向けてなされる集団のさまざまな活動に影響を与える過程であり，一言でい

えば，リーダーの発揮する影響力のことです。では，リーダーはどのような行動をとる必要があるのでしょうか。三隅（1984）は，リーダーシップ行動を **P機能** と **M機能** の2つでとらえる **PM理論** を提唱しました。P機能とは，目標達成（Performance）のために計画や方法を示し，適切な指示を出すなどの課題志向的な行動です。M機能とは，集団維持（Maintenance）のために人間関係の和を保ち，メンバーの心情に配慮するなどの人間関係志向的な行動です。PM理論では，2つの機能の高低2水準の組み合わせによる4つの類型が想定されています（図11-4）。両方の機能がともに高いリーダーの場合（PM型）に，集団の生産性がもっとも高くなることが確認されています。

一方，特定のリーダーシップ行動が常に効果的というわけではなく，その効果性は集団の状況に依存するというコンティンジェンシー・アプローチと呼ばれる考え方もあります。その代表的な理論のひとつが，フィードラー（Fiedler, 1978）の **状況即応モデル** です。このモデルでは，リーダーの特性と集団状況の統制のしやすさの組み合わせによって，リーダーシップの効果性が異なると考えます。まず，リーダーの特性とは，「一緒に仕事をする上でもっとも苦手な仕事仲間」（Least Preferred Coworker; LPC）を好意的に評価する傾向であり，質問項目によってLPC得点として把握されます。LPC得点の低いリーダーは，苦手な仕事仲間を仕事における評価に基づいて，冷たいとか拒否的であると全般的にネガティブに評価します。つまり，課題の達成を何よりも重視する課題志向的なリーダーといえます。LPC得点の高いリーダー

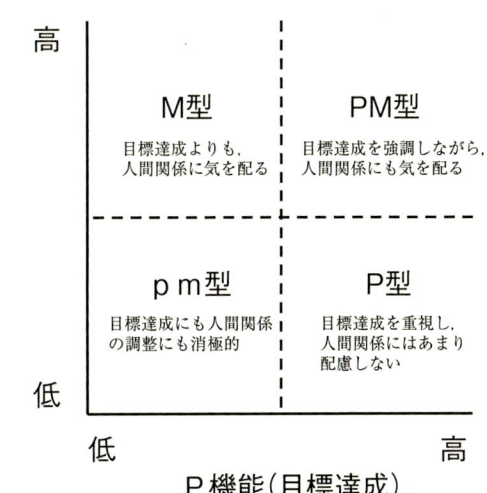

	M型	PM型
高	目標達成よりも，人間関係に気を配る	目標達成を強調しながら，人間関係にも気を配る
低	pm型	P型
	目標達成にも人間関係の調整にも消極的	目標達成を重視し，人間関係にはあまり配慮しない

M機能（集団維持）／ P機能（目標達成）　低　高

図11-4　PM理論に基づく4類型
（三隅，1984を一部改変）

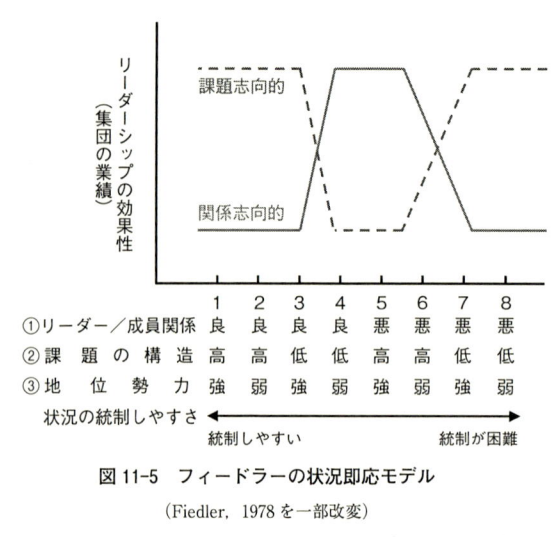

は，一緒に働くことが苦手だからといって，その人をネガティブには評価しません。仕事以外の部分で，友好的であるとか面白い人物であるという良い点を認め，良好な人間関係の維持を重視する関係志向的なリーダーです。次に，集団状況の統制のしやすさは，①リーダーとメンバーの関係のよさ（メンバーからの支持），②課題が構造化されている程度（目標や手続きの明確さ），③リーダーの地位勢力（リーダーの権限の大きさ）の3つで決定されます。たとえば，リーダーとメンバーの関係が良好であり，課題の目標と手続きが明確であり，リーダーの権限が大きい場合が，集団を統制しやすい状況です。これとは逆の場合が，集団を統制しづらい状況です。集団を統制することが，きわめて容易あるいは非常に困難な時は，仕事を中心に考える課題志向的なリーダーが効果的で，中間の時はメンバーとの関係を大切にする関係志向的なリーダーが効果的とされています（図11-5）。

図11-5　フィードラーの状況即応モデル
（Fiedler, 1978を一部改変）

4．チームワークの発揮

　集団での協働作業を円滑に進めるためには，メンバー間でチームワークが十分に発揮される必要があります。チームワークとは，集団で協力して仕事に取り組む際に，集団内での情報の共有や活動の相互調整のために，メンバーがお互いに対して行う行動全般を指しています。具体的には，メンバーがお互いに仕事に必要な情報を交換したり，困った時には助け合うといった行動です。チームワーク行動は，第1節で取り上げた集団の凝集性や規範といったメンバーの心理的側面と密接に関連しています。そのため，チームワークに関する研究

図11-6 チームワーク要素モデル

```
         入力              スループット              出力

┌─────────────────────────────────────────────────────────────┐
│ ①コミュニケーション                                          │
│   各メンバーが集団として協力するために必要な情報を報告，連絡， │
│   相談や話し合いを通じて伝達するための行動。                 │
│   "入力"，"スループット"，"出力"の全般にわたって，他のチーム │
│   ワーク要素を結びつける働きをする。                         │
└─────────────────────────────────────────────────────────────┘
         ↓↑              ↓↓              ↓↓              ↓↓

    ②チームの志向性                    ⑤フィードバック
    集団内で良好な対人関係              仕事を進める中で生じた
    を維持し，職務へ積極的              問題を解決するための助言
    に取り組もうとする態度。            や改善案を提供する行動。
    例：集団の規範や凝集性。            例：ミスや問題点の指摘，
                      ④モニタリング    問題の解決方法の提案。    ⑦相互調整
                      互いの仕事の進み具合や                      互いの仕事の進み具合
                      集団内で生じている問題を                    に応じて，集団の全体的
                      把握する行動。                              な活動を調整する行動。
                      例：予定通りに仕事が進ん                    例：仕事のスケジュール
    ③リーダーシップ   でいるか，一部のメン   ⑥支援行動           やペース配分の調整。
    集団内のリーダーが，メン              バーに負担が過剰に   必要に応じて，メンバーが
    バー間で交わされる相互作              偏っていないか確認。 互いに提供しあう援助行動。
    用に対して発揮する影響力。                                 例：仕事の負担が偏った
    例：職務遂行上の指示，                                        メンバーを手助けする，
    対人関係上の配慮。                                            ミスの挽回を手伝う。

                            ─── 学習のループ ───
                            集団が活動していく中で
                            チームワークは学習されていく。
```

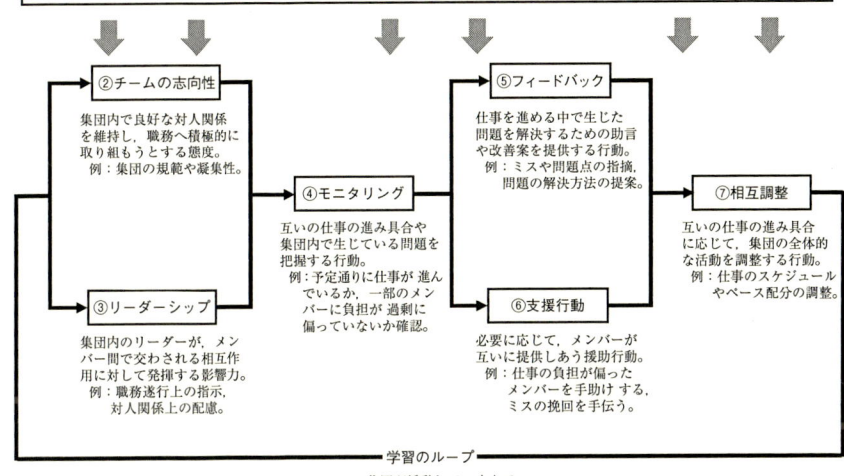

図 11-6　チームワーク要素モデル
(Dickinson & McIntyre, 1997 をもとに作成)

は，チームワーク行動の基盤として，心理的側面の重要性も考慮しつつ，理論的モデルの構築とその検証が進められています。

ディキンソンとマッキンタイア(Dickinson & McIntyre, 1997)の**チームワーク要素モデル**（図11-6）は，定評の高い理論的モデルのひとつです。彼らはチームワークの重要な要素を集団活動全体の基盤となる"入力"，最終的な集団の成果に直結する"出力"，そのあいだをつなぐ過程である"スループット"として整理し，各要素がどのように関連し合ってチームワークが発揮されるのかを示しました。

まず，①コミュニケーションは，報告や連絡などの情報を伝達するための行動です。"入力"，"スループット"，"出力"の全般にわたって，他のチームワーク要素を結びつける重要な働きを担っています。集団が成果を生み出すまでの一連の過程のなかで，"入力"の要素である②チームの志向性と③チーム・リーダーシップは，集団活動全体の基盤となります。"スループット"の要素

として，メンバーは④モニタリングによって集団内の現状を把握し，その結果に基づいて⑤フィードバックと⑥支援行動を行います。こうした行動により集団活動のなかで生じた問題を解決しつつ，最後に"出力"の要素の⑦相互調整が行われることで，各メンバーの努力は集団全体の成果として結実します。

　これらの要素がうまく機能した状態こそが，チームワークが十分に発揮されている状態と考えられています。なお，このモデルでは，チームワークは集団が活動していくなかで学習されるという視点に立ち，"学習のループ"も想定されています。

第3節　産業現場における集団のダイナミックス──医療現場に焦点をあてて

1．医療現場の仕事とチーム医療の視点

　航空機の搭乗クルー，自動車製造の組み立てライン，飲食店の給仕スタッフ，サッカーや野球のスポーツチームなど，集団で仕事をする例は数限りなくあげることができます。本節では，こうした現実の集団のなかでも，単独の個人で仕事を達成することが難しく，かつメンバー間の協力がとくに重要となる例として，医療現場のチームを取り上げます。近年，医療事故の問題に高い社会的関心が寄せられていますが，この問題の背景には集団で協力することの難しさが存在しています。まず，医療現場の仕事の特徴を概観した上で，医療事故とそれに関連する集団のダイナミックスについて述べることにします。

　医療現場の仕事の特徴は，まず①医療の対象が人間，しかも疾病・傷害を患った患者であるということです。患者の状態には個人差があり，容態は常に変化し，24時間の対応が求められるため，仕事の身体的な負担は非常に高いといえます。また，②さまざまな医薬品や機器を患者の容態に合わせ，異なる使い方をしなければなりません。どの薬や機器を，どの患者に，どのように使用するのかについて，細心の注意を払う必要があり，認知的にも仕事の負担が高いのです。さらに，③多様な医療専門職が，一緒に仕事をしています。ひとりの患者が治療を受ける過程には，複数の職種が関与します。たとえば，投薬の際は，医師が処方し，薬剤師が薬を調剤し，看護師が与薬を行うのが一般的です。

そのほかにも，検査では技師，リハビリでは理学療法士や作業療法士が治療過程に参加します。医療現場では，多様な職種が各自の専門性を発揮しつつ，患者を中心に医療を提供する**チーム医療**の体制がとられています。そのため，同じ職種同士だけでなく，異なる職種間で協力し合うことも強く求められています。

2．医療事故とチームワーク

近年，投薬ミスや患者取り違えの医療事故が，相次いで報道されています。(財)日本医療機能評価機構によると，平成19年の1年間に大学病院などの273病院から1,266件の医療事故が報告されており，うち142件が死亡事故でした。医療事故に限らず，産業事故の多くは人間のエラー（ミスや勘違い）が引き金となって生じます。個人がいかに気をつけていても，多忙で疲れているときや，複雑で難解な仕事では，うっかりミスや勘違いが起こりやすくなります。医療現場の複雑で過酷な仕事条件は，エラーを誘発しやすい状況といえます。そのため，個人のエラーが事故につながらないように，人間工学の知見に基づいて，医療機器や作業手順の改善が行われています。

こうした取り組みとは別に，医療現場において集団でうまく協働することの重要性が，あらためて認識されつつあります。医療現場では，適切な治療・処置を行うために，患者に関する情報の共有が重要です。スタッフ間で必要な情報が伝わらない，誤った情報が伝達されるといったコミュニケーションの失敗が，事故の原因になることもあります。

また，佐相とリーズン（Sasou & Reason, 1999）は，集団で仕事をする過程で生じた個人のエラーが，修正されずに事故につながることを**チームエラー**と呼び，その発生を3段階で説明しています。第1段階の「検出」の失敗は，誰かが起こしたエラーに他のメンバーが誰も気づかない場合です。第2段階の「指摘」の失敗は，他のメンバーがエラーに気づいても，それを本人に指摘できない場合です。第3段階の「訂正」の失敗は，エラーを起こした個人が指摘を受けても，それを訂正しない場合です。一連の検出，指摘，訂正に成功すれば，エラーは回復されますが，集団ならではの影響が作用するため，一筋縄にはいかないことがわかっています。たとえば，医療スタッフを対象とする調査（大

坪ら，2003）では，自分よりも地位や専門性の高い相手には，エラーの指摘がためらわれやすいことが示されています。集団内での地位関係を尊重し，人間関係に配慮するあまり，必要な指摘が抑制されることがあるのです。

1999年に大きな関心を集めた肺と心臓の手術の患者取り違え事故にも，エラー回復の難しさの一端をみることができます。この事故では，手術室内では，患者取り違えの可能性を感じたスタッフたちが議論し，確認も行われました。エラーの検出も指摘も行われたものの，スタッフ間のコミュニケーションに不十分な点があり，訂正されないまま手術が進められてしまいました。集団で話し合ううちに，「まさか間違っているはずがない」と不十分な情報を都合よく解釈してしまい，集団思考の現象が生じた事例と考えられています（山内・山口，2006）。

医療現場における集団のダイナミックスは，医療事故との関連でとらえるなら，諸刃の剣です。集団で仕事をするがゆえに，仕事は複雑になり，コミュニケーションのエラーが生じる可能性があります。しかしその一方で，うまく協力することができれば，個々人のエラーを集団で回復し，事故を防止することも可能です。いかにして効果的なチームワークを発揮するかということが，現在の医療現場の重要な課題といえるでしょう。

> 集団のなかで心強い仲間たちと力を合わせ，時には意見をぶつけ合いながら，ともに喜び，ともに悲しむことは，人生のさまざまな局面で貴重な経験になるでしょう。本章では，集団で活動する際にはいくつかの落とし穴があり，うまく力を合わせるためのコツが必要であることを述べました。読者のみなさんは，ふだん何気なく過ごしてきた集団のなかでの経験を，今一度ふりかえってみてください。自分の経験と本章の内容を照らし合わせれば，集団の様子やそのなかでの自分のふるまいについて，新しい気づきが得られるはずです。その気づきを，集団のなかでよりよく生きていくために活かしてもらえれば幸いです。

（三沢　良）

Chapter 12

くらしと社会的な
つながり

　私たちのくらしは，多くの人々とのつながりによって支えられています。社会的ネットワークを通じて，私たちはさまざまな人々と出会い，豊かな生活を送るために必要な情報やサポートを獲得することができるのです。また，携帯電話やパソコンといったコミュニケーションメディアの普及は，私たちの社会的ネットワークを「いつでもどこでもつながる」ものへと変えつつあります。しかし，こうした環境は便利な反面，逆にひとりぼっちになることへのおそれを引き起こしてしまうかもしれません。この章では，現代社会における人々のつながりのあり方を，さまざまな側面から考えていくことにしましょう。

第1節　人と人とのつながり

1．社会的ネットワークとは

　私たちは，家族や恋人，友人，知人などとの社会的なつながりのなかで，日々のくらしを営んでいます。このような人と人との社会的なつながりは，**社会的ネットワーク**と呼ばれます。個人のもつ社会的ネットワークの大きさ，すなわち，知り合いの数は，人によって違いはあるものの，平均するとおよそ150人程度だといわれています (Dunbar, 1993)。社会的ネットワークは，人間関係や対人関係と同じ意味で用いられることもありますが，これらの概念がコミュニケーションのプロセスに焦点をあてているのに対して，社会的ネットワークは，とくに人と人とのつながりのあり方に注目した概念であるといえます。

　人と人とのつながりのあり方は，大きく2つに区別されます。ひとつは，集団や組織におけるなんらかのルールや規範に基づいた**フォーマルな社会的ネットワーク**です。これは，集団に所属することで生まれる人と人とのつながりを

指します。学校や職場での人間関係，学校での保護者の集まり，町内会の人間関係など，私たちの日常には，フォーマルな社会的ネットワークが数多く存在します。もう1つは，個人の興味や関心に基づいた人と人とのつながりである，**インフォーマルな社会的ネットワーク**です。気の合う人とのおしゃべりや食事などの楽しいひとときは，何物にもかえがたい，という人も多いのではないでしょうか。一般に，インフォーマルな社会的ネットワークは，フォーマルな社会的ネットワークよりも強いむすびつきをもちます。

　フォーマルな社会的ネットワークのなかには，インフォーマルな社会的ネットワークが含まれることもあります。たとえば，家族関係は血縁というルールによって結ばれたフォーマルな社会的ネットワークですが，それと同時に，愛情で結ばれたインフォーマルな社会的ネットワークとして考えることができます。また，学校や職場で個人的に親しくしている人とは，卒業や転職などでその集団を離れたあとでも，インフォーマルな社会的ネットワークとしてのつながりをもち続けることになるでしょう。逆に，長年にわたって1つの会社に勤め上げ，それなりの人望を得ていた人が，定年退職後，一気に年賀状の数が減ってしまい，さびしい思いをするという話もよく聞きます。これは，職場でフォーマルな社会的ネットワークしか形成してこなかったことによるものと考えられるでしょう。

　また，社会的ネットワークでは，どのような相手とつながっているのかが重要な意味をもちます。私たちは，自分と類似した価値観や態度をもつ人に魅力を感じる傾向があります。このことは，私たちの社会的ネットワークがよく似た人々，すなわち，**同質性**の高い人々によって主に成り立っていることを示すものです。私たちは，なぜ同質性の高い人々と社会的ネットワークを築こうとするのでしょうか。それは，私たちが他者との比較によって自分の考えの正しさを確認しようとするからです。つまり，同質性の高い人々とは，価値観や態度を共有しているため，お互いの考え方を受け入れやすく，そのため，心地よい相互作用を行うことができると考えられるのです。

　一方，私たちの社会的ネットワークには，自分とあまり共通点のない人々，すなわち，**異質性**の高い人々も含まれています。同質性の高い人々とのつなが

りが心地よい安心感を提供してくれるのに対して，異質性の高い人々とのつながりは，私たちの日常に驚きや発見を与えてくれるといえるでしょう。たとえば，自分と同じテレビのバラエティー番組を見ている友人との会話は，安心感はあっても，話の展開が読めてしまい，そこにあらたな発見はないかもしれません。しかし，自分があまり見ないようなドキュメンタリー番組を見ている友人との会話は，ふだんとは違ったものの見方を与えてくれるでしょう。このように，さまざまな情報が飛び交う現代社会で，他者とうまくやっていくためには，自分と異なる価値観を受け入れる**寛容性**をもつことが重要になってきます（小林・池田, 2007）。

2．社会的ネットワークの機能

　私たちは，日常的に社会的ネットワークを通じてさまざまな**資源**を交換しています。この資源には，金銭やプレゼントなどの物質的資源，情報や心理的サポートなどの非物質的資源があります。重要なのは，これらの資源が誰とでも交換可能なわけではなく，交換する資源の種類と他者との関係が，密接に関連しているということです。たとえば，恋人や家族に心理的なサポートを求めたり，プレゼントを贈ったりするのは自然なことですが，あまり親しくない知人にそのようなことをするのは，多くの場合，不適切であるとみなされるでしょう。一方，卒業以来会っていない高校の同級生で，医者や弁護士といった専門職についている人にちょっとしたアドバイスを求めたり，ふだんはやりとりのない知人に冠婚葬祭の連絡をしたりすることは，決してめずらしいことではありません。これは，私たちが他者と交換する資源の種類が，その人とのむすびつきの程度によって決まってくることを示しています。

　他者とのむすびつきの程度は，**紐帯の強さ**としてあらわすことができます（表12-1）。紐帯の強さは，(1) 一緒に過ごす時間量，(2) 情緒的なつながりの強さ，(3) 親密さの程度，(4) 助け合いの程度，の4つの要素の組み合わせによって決定されます（Granovetter, 1973）。紐帯の強さをきちんと定義することはむずかしいのですが，もっとも重要な要素は情緒的なつながりの強さであるといわれています（Marsden & Campbell, 1984）。大まかに言えば，**強い紐帯**とは，

表 12-1　紐帯の強さを決定する4つの要素

（1）一緒に過ごす時間量（日常的によく会うかどうか）
（2）情緒的なつながりの強さ（愛情や愛着，安心を感じられるかどうか）
（3）親密さの程度（秘密を打ちあけられるかどうか）
（4）助け合いの程度（困った時に助けを求められるかどうか）

家族や友人，同僚など，親密性が高く同質性の高い，比較的少数の人々から成り立つ社会的ネットワークです。これに対して，**弱い紐帯**は，知り合いの知り合いや顔見知り程度の友人など，親密性が低く異質性の高い，多数の人々で構成される社会的ネットワークです。

　強い紐帯は，人々に安心感をもたらし，心理的な適応を高めるソーシャル・サポート源（第8章を参照）としての役割を果たします（浦，1992）。また，心理的な適応は身体的な健康の増進にもつながります。たとえば，心臓発作患者や乳がん患者の生存率は，家族や親しい友人，サポートグループのメンバーからの精神的な援助が得られることで，大幅に高まることが知られています（Kawachi & Kennedy, 2002）。親身になってサポートしてくれる人が身近に存在し，助けてくれることは，病気に苦しむ人々に生きるためのパワーを与えるのでしょう。

　一方，弱い紐帯は，主に情報源として機能します。とくに「人脈づくり」という観点からは，強い紐帯よりも弱い紐帯の方が，たとえば転職などについての重要な情報をもたらすことが指摘されています（Granovetter, 1973）。これは，**弱い紐帯の強さ**として知られる現象です。めったに会わない学生時代の同級生や，過去に何かのきっかけで名刺を交換しただけの間柄といった，ふだんはその存在を意識しない，比較的ゆるやかな社会的ネットワークである弱い紐帯は，意外なところで耳寄りな情報を提供してくれる可能性が高いのです。

第2節　コミュニケーション・テクノロジーと社会的ネットワーク

1．情報化社会のコミュニケーション

　私たちのくらしのなかで，パソコンや携帯電話といったコミュニケーションメディア（情報通信機器）の重要性は，近年ますます高まりつつあります。インターネットの普及に伴い，家族や友人と携帯メールで連絡をとり合ったり，掲示板やソーシャル・ネットワーキング・サービスといったオンラインのコミュニティ（コミュニティについては第15章参照）で，趣味の合う新しい知り合いを作ったりすることは，すでに日常的なことになっています。コミュニケーションメディアが浸透した情報化社会において，私たちの社会的ネットワークのあり方は，それ以前とは大きく変化したといえるでしょう。

　パソコンや携帯電話などのコンピュータを介したコミュニケーションは，**CMC**（Computer-Mediated Communication）と総称されています。対面のコミュニケーションと比べて，CMCにはいくつかのユニークな特徴があります。まず，携帯電話やパソコンのインターネット接続さえあれば，コミュニケーションの距離的・地理的な制約は解放され，電車のなかであっても，海外であっても，相手と自由にコミュニケーションを行うことができます。また，CMCを通じて，自分も相手も都合のよい時間にメッセージを送信・受信することができるため，コミュニケーションの時間的な制約からも解放されます。

　さらに，インターネット上には，身近な知り合いには話せないような深刻な悩みから，ちょっとした相談ごとまで，さまざまな話題について匿名で議論し合うためのコミュニティが数多く存在します。こうした場を通じて出会う人々とは，性別や年齢，社会的地位といった，社会的な制約にとらわれない多様なコミュニケーションが可能となるのです。それと同時に，多くの人が集まるインターネット上のコミュニティでは，個人の発信する情報が社会に対して大きな影響力をもつ可能性があります。アマチュアの書いたケータイ小説の大ヒットや，匿名掲示板での犯罪予告による公共施設の警備の強化などは，インターネット上の情報がポジティブ，ネガティブの両面で，大きな社会的影響力をもつことを示すものです。

また，CMC の普及は，日常生活における私たちのコミュニケーション行動を大きく変えました。松田（2000）は，若者が携帯電話を利用して，一緒にいる相手や場所にかかわらず，好きな相手や気の合う相手とつながることで，状況や目的に応じたコミュニケーションの相手を選択し，「部分的かつ深い」対人関係を形成していることを指摘しています（**選択的関係論**）。また，CMC を通じて知り合った相手とは，血縁や地縁，学校縁，社縁といった従来の社会的ネットワークとはまた別に，**情報縁**と呼ばれる共通の趣味・関心に基づく社会的ネットワークがあらたに作られることになります（池田，2000）。すなわち，CMC を利用することで，私たちは同質性の高い相手や異質性の高い相手を，みずから能動的に選択することが可能になったといえるでしょう。

2．コミュニケーションメディアを通じた対人行動の特徴

　CMC の普及によって，私たちの社会的ネットワークの多様性や，社会的な活動の幅は大きく広がりました。その一方で，CMC では，文字によるコミュニケーションが中心で，しぐさや表情などの非言語的手がかりが伝達されません。そのために，たとえば，仲良しグループのメンバーに送ったメールの返信がなかなか来なくて「グループのなかで自分だけが嫌われたのではないか」と不安になったり，メールや掲示板に書かれた内容を誤解してトラブルになったりすることも考えられます。こうした事態を避けるためには，CMC における対人行動の特徴を十分に理解しておく必要があるでしょう。

　スミスとウィリアムズ（Smith & Williams, 2004）は，携帯メールによる集団からの仲間はずれ（**社会的排斥**）が人々に心理的な苦痛を与えるかどうかについて，実験的に検討を行いました。実験では，最初に 1 人の実験参加者と 2 人のサクラ（実験の協力者：ただし参加者はそのことを知りません）が部屋に集まり，質問紙に回答した後，それぞれ別々の部屋に移動しました。自分の部屋に入ったのち，参加者は 2 人のサクラに携帯メールを 8 分間送信し続けるように求められました。その際，参加者は 2 つの条件にランダムに割り当てられました。受容条件では，参加者から受け取った携帯メールに 2 人のサクラが返信を続けたのに対し，仲間はずれ条件では，サクラは 2 人とも実験参加者からのメールに一

切の返信を行いません でした。実験後に参加者の心理状態を分析したところ，返信を受け取らなかった仲間はずれ条件では，返信を受け取った受容条件よりも，参加者の所属欲求（他者と一緒にいたいという欲求），自己統制感，自尊心（詳しくは第3章を参照），価値ある存在としての感覚はいずれも低く，また感情状態（ムード）もよりネガティブなものでした（図12-1）。さらに，この結果は，参加者とサクラが同じ集団のメンバーである条件（両方とも喫煙者もしくは非喫煙者である）と，参加者とサクラが異なる集団のメンバーである条件（どちらか一方のみが喫煙者である）を比べた場合も変わりませんでした。

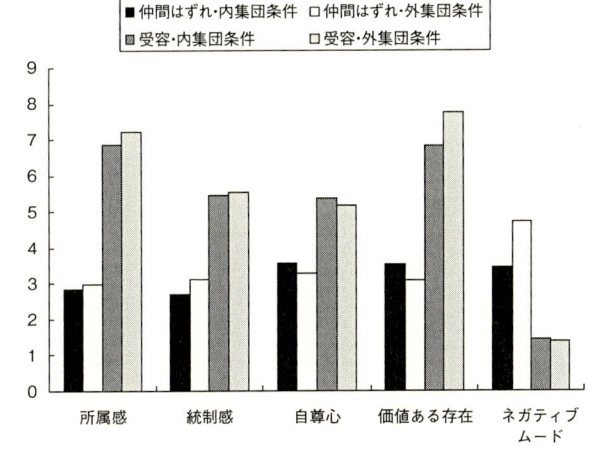

図12-1 携帯メールによる仲間はずれと心理・感情状態
(Smith & Williams, 2004 の Table 1 より作成)

　メールを無視された人が所属欲求や自尊心を低下させ，心理的な痛みを経験するというスミスとウィリアムズの研究結果は，メールの無視が集団による「いじめ」の手段として有効であることを示しています。その一方で，仲間はずれにされて疎外感を感じた人々は，他者を攻撃する機会を与えられると，自分を仲間はずれにした相手だけでなく，害のない第三者に対しても攻撃的な行動をとる傾向があります（Twenge et al., 2001）。つまり，いじめのターゲットとしてメールを無視され続けた人は，なんらかのきっかけで他者を攻撃することになった場合，仲間への直接的な報復だけでなく，第三者への無差別攻撃などの反社会的行動に出てしまう可能性もあるといえるでしょう。

　また，CMCを通じた対人関係では，「メッセージにこめた自分の感情が相手に正しく伝わっている」という思い込みが，トラブルを引き起こすひとつの原

因となります。これについて，クルーガーら (Kruger et al., 2005) は，電子メールによるコミュニケーションの**自己中心性**という観点から検討しています。実験参加者はペアを組み，電子メールの送り手と受け手の役割を交代で演じました。送り手は，日常生活に関するトピックについて顔文字を使わずにメッセージを作成し，それを自宅のパソコンから電子メールで相手に伝達しました。また，受け手は，相手から送られたメッセージを読んで，そこに含まれる感情を推測しました。送り手のおよそ9割は，電子メールのメッセージに含まれる自分の感情が相手に正確に伝わると予測していました。しかし，電子メールのメッセージに含まれる相手の感情を正確に解読した受け手の割合は，わずか6割にすぎませんでした（図12-2）。これは，対面や音声でメッセージを伝達した場合に比べ，明らかに低いものでした。また，この結果は，ペアが友人同士である場合も，初対面同士である場合も変わりませんでした。したがって，どのような相手に対しても，メールを送ったり，掲示板やブログにメッセージやコメントを書き込んだりする際には，その内容がひとりよがりにならないよう，十分に注意をはらう必要があるといえます。

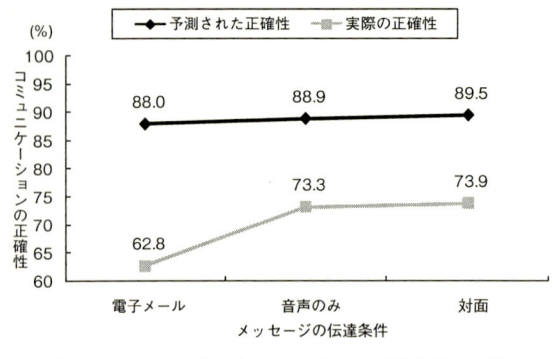

図12-2　コミュニケーションの正確性の予測値と実際値
(Kruger et al., 2005 の Figure 2 を改変)

3．インターネットは人々のつながりを強めるのか

CMC を通じた社会的ネットワークは，私たちのくらしや健康にどのような影響を与えているのでしょうか。インターネット普及の初期段階である1995年から96年にかけて，クラウトら (Kraut et al., 1998) は，家庭におけるCMCの利用が孤独感に与える影響について，大規模な実験を行いました。この実験

では，アメリカのあるコミュニティでパソコンとインターネット接続環境を無料で提供し，日常生活におけるインターネット利用が孤独感や抑うつに与える影響を，1年間にわたって検討しました。クラウトらは当初，インターネットの利用が社会的ネットワークを拡大し，孤独感や抑うつを改善すると考えていました。しかし，実験によって明らかとなったのは，この予測とはまったく逆の結果でした。すなわち，パソコンでのインターネットの利用量が多いほど，家族や友人とのコミュニケーションが減少してしまい，孤独感や抑うつが高まっていたのです。この結果は，社会的ネットワークを広げ，精神的健康にポジティブな影響を与えるはずのインターネットの利用が，逆に身近な社会的ネットワークを希薄化させ，精神的健康にネガティブな影響を与えてしまうということから，**インターネット・パラドックス**と呼ばれ，多くの注目を集めました。

　クラウトらはその後，インターネット・パラドックスがなぜ起こったのかを明らかにするために，外向性，内向性というパーソナリティ（性格特性）との関連に基づく2つのあらたな仮説を提案し，そのどちらが妥当であるかを改めて検討しています（Kraut *et al.*, 2002）。仮説のひとつは，外向的で人づきあいがよく，すでに現実世界に多くの知人をもつ人が，インターネットを利用してこれらの知人とのつながりをさらに深めるだけでなく，あらたな社会的ネットワークを積極的に形成して孤独感を低減するという，「富める者はますます富む」仮説です。もうひとつは，対面での人づきあいが苦手な内向的な人が，現実世界の社会的ネットワークの小ささを埋め合わせるために，インターネット上であらたな社会的ネットワークを手に入れ，孤独感を低減させるという，「社会的補償」仮説です。では，これら2つの仮説はどちらが支持されたのでしょうか。分析の結果，妥当であると判断されたのは，「富める者はますます富む」仮説でした。具体的に言うと，外向的な人は，インターネットを利用する時間が長いほど孤独感が低下する傾向がみられたのに対して，内向的な人は，インターネットの利用時間が長くなるほど孤独感も高まっていたのです。クラウトらによって示された一連の研究結果は，インターネット上の社会的ネットワークが現実の社会的ネットワークの代わりとはならず，また誰もがインターネット上で社会的ネットワークを形成して孤独感をいやせるわけではない

ことを示しています。

　ところで，このクラウトらの知見が，インターネットの普及した現代の日本社会にそのままあてはまるかどうかは，慎重に考える必要があります。たとえば，2008年に日本の懸賞サイトで実施された調査（ネプロジャパン・ネプロアイティ，2008）によると，携帯電話の普及によって親子間のコミュニケーションが減ったと思う人の割合は，回答者4,818人中，わずか5%にすぎませんでした。また，親子間で携帯メールや電話でのやりとりをしないという回答も，全体の10%にとどまっていました。コミュニケーションの内容は，帰宅時間の連絡，買い物のお願いなどの用件が多かったのですが，その一方で，日常会話や雑談といった個人的な内容も含まれていました。これらの調査結果は，先のインターネット・パラドックスとは異なり，携帯電話の利用が親子間のコミュニケーションをある程度促進することを示しています。このような結果の違いは，おそらく，ここ10年でインターネット環境が急激に変化したことや，CMCを利用する人々の意識の変化によるものと考えられ，今後も検討を行っていく必要があります。CMCの利用が私たちのくらしに与える影響は，このように，現代の社会環境についての考察をぬきにしては語れないといえるでしょう。

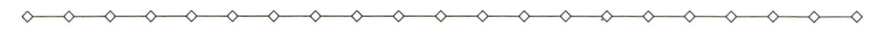

◇◆◇◆◇◆◇◆◇◆◇◆◇◆◇◆◇◆◇◆◇◆◇◆◇◆◇◆◇◆◇

　　人と人とのつながりである社会的ネットワークは，私たちのくらしにさまざまな恩恵をもたらします。とくに，コミュニケーションの制約を空間的にも時間的にも解放するCMCは，社会的ネットワークのあり方を大きく変化させてきました。しかし，その一方で，さまざまな人々とのつながりは，かえって自分を見失わせることにもつながりかねません。多様な価値観がひしめく現代社会を生き抜くためには，社会的ネットワークから得られる資源を生かしつつ，CMCを主体的に活用し，周囲に流されない確固たる自分を確立することが，今後ますます重要になってくるのではないのでしょうか。

◇◆◇◆◇◆◇◆◇◆◇◆◇◆◇◆◇◆◇◆◇◆◇◆◇◆◇◆◇◆◇

　　　　　　　　　　　　　　　　　　　　　　　　（五十嵐　　祐）

Chapter 13 災害がもたらす影響

近年,世界各国で災害が頻発しています。記憶に新しい2008年5月に起こった中国・四川大地震では,およそ7万人の方が亡くなり,2万人近くの行方不明の方の捜索が3カ月経った今もなお続けられています（2008年8月現在）。発災当時,倒壊した建物や救出活動の様子など,被災地の状況がテレビや新聞によってたくさん報道されました。毎日のように伝えられる壊滅した街の様子に,驚きや災害の脅威を感じた人も多かったことでしょう。大きな災害が起こった時に,私たちは,マス・メディアによって伝えられる死傷者の数や倒壊した建物に目を見はります。その反面,災害によって被災者が被った精神的影響までは知る機会が少なく見過ごしてしまいがちです。災害が,私たち人間の心や身体に多大な影響を及ぼすことは容易に想像できますが,実際に,被災者の方達の心や身体にはどのような変化が生じているのでしょうか。本章では,災害が私たち人間にどのような影響をもたらすのか,とくに心理的な側面に焦点をあててみていくことにしましょう。

第1節 災害とは何か

1. 災害の意味

広辞苑（第5版）によると,「災害」とは,「異常な自然現象や人為的原因によって,人間の社会生活や人命に受ける被害」とされています。災害をもたらす原因は**災害因**と呼ばれ,地震や火山の噴火,台風,豪雨などの自然現象のほかに,列車や航空機の事故,原子力発電所の爆発事故,テロ,戦争などがあてはまります。このような出来事が,社会や個人に深刻な混乱を引き起こし,予期せぬ対応や生活を強いられる事態が災害です。災害は,多くの人々の社会生活や生命および健康状態に危機をもたらします。

2．災害発生から回復までの道のり

　災害は，図13-1の横軸に示すように，時間経過に沿って段階に分けられます（Wettenhall, 1975）。災害が発生しうる条件が生じ「警戒」が始められた後，目前に迫る災害への「脅威」が増し，実際に災害が襲来して死傷や破壊といった「衝撃」が起こります。その後，被災者は，被害の程度などの災害がもたらした影響を現場で，あるいはテレビやラジオなどを通じて調べたり（「検証」），救援に駆けつけた人々と一緒に負傷者の「救助」を始めたりします。社会の関心が向けられるようになると，被災者の「救済」のために，より本格的な措置がとられるようになり，個人と社会が「回復」に向けて動き出します。

　こうしたなかでの被災者の精神状態は図13-1中の曲線のように表されます。とくに突然発生した災害の場合には，発災直後に精神的な麻痺を伴うショック状態や非現実感が生じますが，すぐに高度の覚醒状態になり，生存や安全を確保するための行動がとられます。生命への危険が大きい場合には恐怖や不安が当然現れますが，意識される余裕がないことも多くあります。災害の衝撃が終わる頃，覚醒による極度の身体的緊張がとけ，ぼんやりとしてしまい無気力になる虚脱状態が生じます。また，被災者には，覚醒状態が緩み始めながら，恐怖や不安が抑え込まれている非常に短い期間に，ほっとする安堵感と幸福感がわき上がることもあります。これは，**災害後のユートピア**や**多幸症段階**と呼ばれ，生き残ったことへの喜びや，被災した者同士の助け合いや連帯感の強まりのほか，災害による損失を認めたくない気持ちなどが重なり合って生じるものといわれています。

　しかし，災害後のユートピアは長くは続き

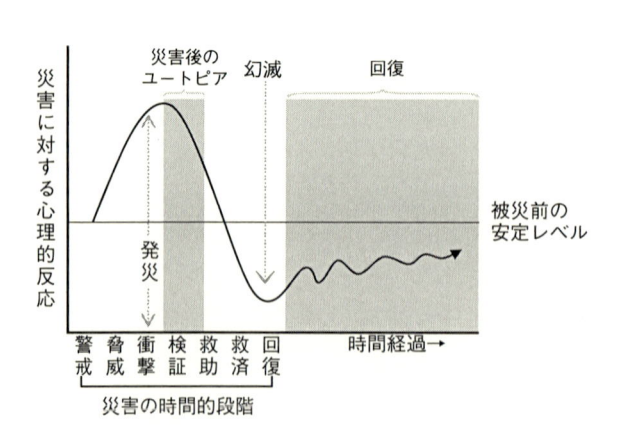

図13-1　災害時の心理的反応の経過（Raphael, 1986をもとに作成）

ません。大切な人や物の喪失，環境の急激な変化，生活再建のための問題対処といった過酷な現実に向き合わなければならない時期がおとずれます。喪失の悲しみや，融通のきかない行政の対応への怒り，外部からの救済や支援が撤退した後の不安などが幻滅的な現実感をもたらします。こうした状態から，被災者は長い時間をかけて少しずつ回復をはかります。回復の道のりは，長く不安定で不確かなものです。この時，「そろそろ立ち直ってもと通りの状態に回復しているべきだ」とか「もう支援や配慮を求めるべきでない」といった部外者の心ない態度や言動も被災者を苦しめることになります。被災地から離れた場所にいる者はマス・メディアの報道が少なくなると，あたかも災害の被害が解決したかのように思いがちですが，被災者が精神的にも物質的にも立ち直るまでには非常に長い時間が必要となります。

3．災害がもたらす問題

回復に長い時間を必要とする理由として，災害が，私たち人間に精神的衝撃を与える問題をいくつもはらんでいることがあげられます（表13-1）。1つめは「死と生存」の問題です。大きな災害では，自身が死にそうなめにあったり，他者の無惨な死に接したりすることがありえます。2つめは「喪失と悲嘆」の問題です。愛する家族や友人との死別，住み慣れた住居や大切な財産の喪失，近所つき合いを含む地域社会の崩壊は，怒りや絶望的な悲嘆を伴います。3つ

表13-1　災害がもたらす問題 (Raphael, 1986をもとに作成)

1．「死と生存」	死の脅威。重傷を招くような負傷の脅威。他者の死傷との遭遇。 自分が生き残ってしまったことへの罪悪感。
2．「喪失と悲嘆」	家族や親しい友人の死などの人命の喪失。負傷による身体の一部や機能の喪失。家や財産の喪失。近隣・土地・地域社会の喪失。とくに，近親者の死に対して，強い悲嘆反応や，不安や抑うつなどのストレス症状，動悸亢進や疲労などの心因性身体症状が生じやすい。
3．「立ち退きと再定着」	被災地からの立ち退き。非難所での生活。 新しい土地への転住と新生活への適応。

めは，避難や生活再建のために慣れ親しんだ環境を離れ，新しい環境に馴染むことに関わる「立ち退きと再定着」の問題です。衣服や日用品の調達さえ困難な困窮した状況，不慣れで不便な環境，助け合いが期待できないなじみのない隣人など，立ち退き後の生活の多くのことがらが被災者を長く苦しめます。こうした問題はすべて，被災後の復興過程におけるストレスの原因となりえます。すなわち，これらは**ストレッサー**（詳しくは第2章を参照）となって，被災者の精神状態を悪化させ，回復を阻むのです。

第2節　災害が被災者に与える影響

1．被災者の精神的健康

　災害後に，人々は一時的にぼんやりとした無気力な状態に陥ります。こうした無気力な虚脱状態は，危機的な体験に圧倒されないように自分自身の精神状態を守るために生じる自然な反応であるといわれています（Raphael, 1986）。こうした時期に，被災者に心身の不調がみられる場合があります。阪神・淡路大震災の被災地で，災害から約1カ月後に行われたストレス症状に関する調査結果では，4～5割にものぼる被災者が「疲れがとれない」，「肩がこる」，「目が疲れる」といった疲労症状や，「夜，目がさめる」，「起きられない」という睡眠障害を経験していました（城，1996）（図13-2）。こうした症状は，被災による心理的なストレスが原因となって現れたものと考えられます。このような災害後に生じる心身の症状は**災害症候群**と呼ばれています。たいていは，時間が経過し恐怖や不安が過ぎ去るとともに症状は消滅するといわれていますが，時には症状が長引いたり，深刻な病的状態へと進行したりする場合もあります。

　実際に，災害から一定期間経過した後に，被災者の抑うつや不安，身体症状といった，一般的な精神的健康状態を調べた調査結果は，災害が長期にわたり被災者の心身に影響を及ぼすことを示しています。北海道南西沖地震の10カ月後にもっとも被害が大きかった地域（奥尻町青苗地区）の被災者を対象に行われた調査（藤森，1997）では，「夜中に目を覚ます（74%）」，「元気がなく，疲れを感じた（71%）」，「いらいらする（65%）」，「日常生活が楽しくない（63%）」，

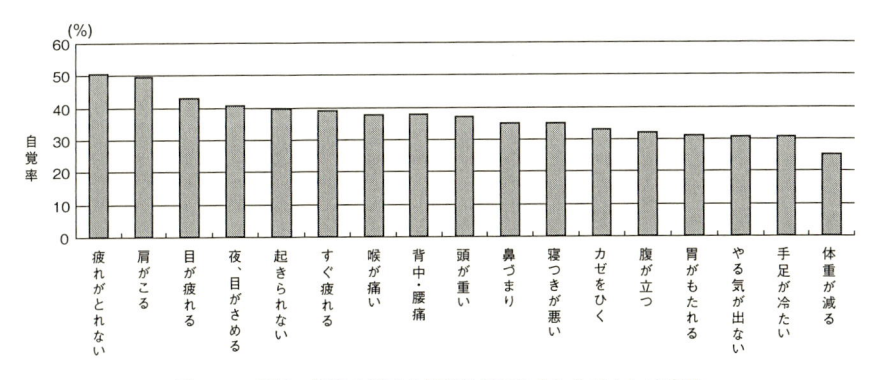

図 13-2　阪神・淡路大地震の被災住民にみられたストレス症状
(城, 1996 をもとに作成。1995 年 2 月 1 〜 22 日に、神戸市全区および阪神地区の被災住民 748 名に対して実施した調査において、被災住民に自覚されていたストレス症状の割合を示しています。)

自覚率（％）：疲れがとれない、肩がこる、目が疲れる、夜、目がさめる、起きられない、すぐ疲れる、喉が痛い、背中・腰痛、頭が重い、鼻づまり、寝つきが悪い、カゼをひく、腹が立つ、胃がもたれる、やる気が出ない、手足が冷たい、体重が減る

「ストレスを感じた（62％）」と 3 分の 2 以上の被災者が、災害から長期間経った後にも心身の症状やストレスを訴えていました。さらに、77％ もの被災者が、精神的健康状態が著しく悪く、うつ病などの精神医学的な障害が疑われました。被災者ではない一般成人を対象とした場合、精神医学的な障害が疑われる人々の割合は 14％ 程度なので、被災者の精神的な健康状態が災害によって悪化したものと考えられます。また、家族内に死傷者がいたり、家屋が全壊したりと被害の程度が大きい者の方が、被害が軽かった者よりも、精神的健康状態が悪いこともわかりました。同様に、雲仙普賢岳噴火災害の 5 カ月後に行われた調査でも、67％ もの避難住民において精神医学的な障害が疑われました。その一方で、同じ島原半島にありながら被害がほとんどなく避難をしなくてもよかった地域の住民では、10％ しか精神医学的な障害が疑われた人々はいませんでした（川崎, 1997）。

これらの報告から、災害が被災者に及ぼす影響は短期間の一時的なものではなく、長期にわたって被災者の精神的健康が損なわれることがわかります。そして、災害による被害が大きいほど、つまり、表 13-1 にあげたような死傷や喪失、立ち退きといった問題が深刻であるほど、精神的健康状態は悪化するのです。

2．被災者が体験しうるトラウマ

　大きな災害では，自分自身の命の危険を感じたり，他者の死傷を目撃したりするような，精神的に強い衝撃を受ける出来事があります。こうした強い恐怖感や無力感を伴うつらい体験は，その体験から時間が経過しても，恐怖や不安や苦痛をもたらし続けることがあります。このような衝撃的な体験によって，長期にわたり精神的に影響を受け続ける現象を**トラウマ**あるいは**(心的)外傷**といいます。いわば，強烈な体験によって心に傷ができてしまい，体験自体が過ぎ去っても，心にできた傷のために恐怖や不安が生じ続けて苦しめられる状態といえます。

　トラウマとなるような体験（**外傷体験**）の後には，**急性ストレス反応**と呼ばれる，特有の心理症状が現れます。急性ストレス反応には，表13-2 に示す4つの症状があります。第一は，正常な意識状態を保てなくなる症状で，**解離**症状と呼ばれます。具体的には，目の前で起こっていることが現実のものとは思えないという現実感消失や，感覚の麻痺，一時的に出来事を思い出すことが困難になるといった症状があてはまります。第二は，外傷体験に関わる記憶やイメージが何度もよみがえる**再体験**症状です。意図に反して記憶やイメージがよみがえることから，侵入症状とも呼ばれます。なかでも，場面が瞬間的に切り替わったかのように，外傷体験に関わる光景が頭のなかに突然現れる現象はフラッシュバックと呼ばれ，よく知られています。第三は，外傷体験を思い出さないようにするために，そ

表13-2　急性ストレス反応および急性ストレス障害の症状
（American Psychiatric Association, 2003 をもとに作成）

①解離	感情反応が乏しくなる。集中困難。自分が身体から離れたように感じる（離人症）。世界が非現実的または夢のようだと感じる。外傷に関わる細部を想起することが困難になる（解離性健忘）。
②再体験（侵入）	外傷体験をくり返し思い出し，再体験し続けている。
③回避	外傷体験を思い起こさせるもの（場所，人，活動）を回避している。
④覚醒亢進	睡眠困難，苛立たしさ，集中力低下，過度の警戒心，誇張した驚愕反応，落ち着きのない動きなど，外傷を思い出させる刺激に対する過覚醒が存在している。

の時の体験を思い起こさせるようなモノや場所を避けるという**回避**症状です。第四は，日常的に不安が高まり興奮状態に陥る**覚醒亢進**（過覚醒）症状です。眠れなくなったり，イライラしたり，仕事に集中できなくなったり，過剰に警戒したり，といった反応がこれにあてはまります。

　これらの4種の症状すべてが2日間以上持続して，当人が激しい苦痛を感じており，その症状のために仕事や対人関係に大きな問題が生じて日常生活に支障が現れている場合，**急性ストレス障害**と診断されます。また，急性ストレス障害の症状のうち，再体験，回避，覚醒亢進の3つが1カ月以上持続する場合には**外傷後ストレス障害**（Post-Traumatic Stress Disorder：PTSD）となります。外傷後ストレス障害には，1カ月以上経った後に症状が生じ始める遅発性のものもあります。

　災害の被災者におけるPTSDの発生率は，男性3.7％，女性5.4％とされており，強姦の被害にあった女性（45.9％）や戦闘を体験した男性（38.8％）に比べて低いといわれています（Kessler et al., 1995）。しかし，阪神・淡路大震災から16カ月後に兵庫県内の企業職員に対して行われた調査では，災害において死の脅威に直面したり，身近な者や重要な者と死別したり，深刻な体験をしている場合には，PTSDの発生率が上昇することが示唆されており（飛鳥井・三宅，1998），災害時の体験が過酷な場合はとくに注意が必要といえます。

3．災害の影響への対処

　ここまでみてきたように，災害の被災者は，衝撃的な体験やその後の生活の変化によって長期にわたり災害の影響を受け，健康状態が損なわれやすい状況にあります。被災者の健康状態の回復のためには，もちろん専門家によるケアや治療が必要なこともありますが，日常生活のなかにも健康状態の改善に役立つことがらがあります。ひとつは，**ソーシャル・サポート**（詳しくは第8章参照）と呼ばれる他者からの援助や支援です。他者からの援助が，私たちのストレスの低減や解消にとって重要であることが，これまでの多くの研究によって確認されています（松井・浦，1998など）。このことは，被災後の生活において，孤立しており，他者からの援助が得られにくくなっている人々の健康状態にはより

一層の注意が必要であることを示しているといえます。

　もうひとつは，他者との会話のなかで，自分の体験について話す**自己開示**です。つらい外傷体験であっても，自己開示をすることで健康状態がよくなるという効果が報告されています (Pennebaker, 1989)。実は，誰かに話をするという形をとらず，外傷体験について何かに書き綴るだけでも，健康状態がよくなることが確認されています。つまり，外傷体験を人に話したくない場合には，日記などで自己開示をしても，誰かに話をするのと同様の効果が得られるといえます。こうした研究結果から，災害後に，家族や友人といった安心して話ができる人に体験について話すこと，あるいは自分の体験や気持ちを書き綴ることが，被災による精神的影響を回復する一手段になると考えられます。

第3節　災害が救援者に与える影響

1．救援者のストレスと健康状態

　ここまでは，被災者に焦点をあてて災害のもたらす影響をみてきましたが，災害の影響は被災者だけが被るわけではありません。被災者を救援する立場で災害に関わる人々，たとえば，消防官や警察官，自衛隊員，海上保安官の他，被災者の医療に携わる医師や看護師，被災者の心のケアにあたるカウンセラーなどもまた，災害の影響を受けています。ここからは，災害現場において被災者を救援する人々，すなわち災害救援者が受ける災害の影響をみていきます。

　兵庫県精神保健協会こころのケアセンター (1999) が，阪神・淡路大震災から13カ月後に兵庫県内の消防職員全員を対象に実施した調査では，その時点でPTSDの危険性がある者の割合が検討されました。その結果，管轄区域内に震源地をかかえる消防本部の職員（被災地内群）において，PTSDの危険性が高い消防職員が16％という高い割合で存在していました。また，「活動中に，生命的危険性を感じた」，もしくは，「悲惨な光景がかなりこたえた」と回答した，救援活動中に悲惨な事態を体験したと考えられる消防職員は，活動中にいずれの体験ももたない者よりも，再体験や回避の症状（表13-2参照）をより多く訴えていました。つまり，震災から13カ月経過した時点でも，救援活動中

表13-3　阪神・淡路大震災から4年半後における神戸市消防職員の身体的症状

(兵庫県精神保健協会こころのケアセンター，2000に基づき，引用者が作成)

	高暴露群 (n=637)	低暴露群 (n=317)	待機群 (n=153)	非隊員群 (n=104)
肩こり・腰痛	49.6	40.1	43.1	29.4
易疲労感	48.6	29.5	38.9	23.8
便秘・下痢	32.0	22.7	22.5	24.8
食欲不振・胃痛	22.9	14.8	20.0	14.9
頭痛・めまい	18.1	12.2	10.0	13.9
風邪を引きやすい	13.5	8.9	11.3	9.9

(単位：%)

に被ったストレスは消防職員の心理状態に強く影響を及ぼしており，救援活動中に衝撃的な体験をした職員ほど，心身に大きな影響が現れていたといえます。

　さらに，兵庫県精神保健協会こころのケアセンター(2000)が阪神・淡路大震災から4年半後に神戸市の消防職員に対して実施した調査によれば，PTSDの危険性が高い者の割合は，全回答者のうち12%でした。また，震災時の業務活動の内容によって回答者を分類し，調査の時点でかかえていた身体症状をみると，救援活動中に悲惨な体験をした者（高暴露群）が他の群よりも高くなっていました（表13-3）。具体的には，「肩こり・腰痛」，「易疲労感（疲れやすさ，身体のだるさ）」，「便秘・下痢」などの症状を，高暴露群がより多く訴えていました。この結果は，震災から4年経過した後でも，災害が救援者の心身にもたらした影響が顕著に残っていることを示しています。

　どんな形にせよ，災害という非日常的で悲惨な事態に関わる人々は，災害の影響を受けます。厳しい訓練を積み，高度な知識や技術を備えた職業的災害救援者も例外ではありません。災害救援者は被災者を救援する活動のなかで，みずからも傷つき，ストレスに苦しむのです。災害救援者が悲惨な現場活動のなかで被るこのようなストレスは，**惨事ストレス**と呼ばれます。

2. 災害救援者の惨事ストレスの対策

　救援者の惨事ストレス対策としては，ミッチェルが考案したデブリーフィングが普及しています。デブリーフィングとは，悲惨な現場活動を体験した者が複数人で集まり，みずからの体験や感情を話し合う介入技法です。過覚醒状態の低減や惨事に関わる情報の整理と共有，ストレス反応の対処方法に関わる教育を目的としています。ただし，ストレス反応の緩和やPTSDの予防に関するデブリーフィングの効果に関しては議論があり，効果がないという指摘だけでなく，悪影響があることを報告する研究も存在します。

　デブリーフィングのほかにも，パンフレットや研修による惨事ストレスに関する事前教育や，電話相談，専門家によるカウンセリングなどが組織的な惨事ストレス対策として用いられています。国内では，東京消防庁や陸上自衛隊，海上保安庁など，いくつかの災害救援組織によって組織の風土に合わせた惨事ストレス対策が導入されてきており，災害救援者に対するケアが少しずつ浸透し始めています（松井，2005）。

　災害が私たち人間に大きな影響を与えることを否定する人はいなくとも，実際に被災した人々が抱える問題や苦しみには，思いが及ばないことが多くあります。そして，直接被害を受けなかった人々の災害の記憶は，日が経つにつれて急速に薄らぎます。しかし，被災者が災害から受けた影響は，急に消えたり和らいだりするものではありません。テレビや新聞で取り上げられることが少なくなって，社会の関心が弱くなってからも，災害の影響はずっと続きます。救援者が災害から受ける影響は，被災者の影響よりももっと見過ごされてしまいがちですが，大災害では救援者も被災者と同じように傷つき，苦しみます。「災害は，被災者にも救援者にも深刻な影響を長く及ぼす可能性がある」，このことを忘れないことが，災害の影響で苦しむ人々の支援やケアの普及のために不可欠です。災害の影響で苦しむ人々の支援やケアにつながる研究や社会的活動が，今後も重ねられることが望まれます。

（畑中　美穂）

子どもの育ちを支える環境
——子ども虐待予防に向けて——

Chapter 14

■ ■ ■

隣の家に住むおばさんのつぶやき：隣に住む年長さんのケンタ君，最近，外で見かけることも減って，幼稚園にも行ってないみたい。時々，お母さんの怒鳴り声が聞こえてきたり，とても心配しているんです。そういえば，ケンタ君が2，3歳の頃，壁が壊れんばかりのケンタ君の泣き声が隣から聞こえてきたことがあったわ。でも，お母さんの怒鳴り声がした後，ぴたりと泣き声はやんで，その静けさになんだか心がざわめいたのを思い出した……。「なんでうそばっかりつくの！」とか「またおしっこ，失敗して！」「そんなにお母さんを困らせたいの?! 私をバカにして！」と怒鳴るお母さんの声とケンタ君の泣き続ける声。ケンタ君の腕にはよくアザができていることもあるから，ずっと気になってるの。でもお隣の家庭のことだから，私が変に口をはさむのもいけないかと思って，とくに声をかけることができなかった……。

■ ■ ■

第1節 子どもをとりまく現状

1．身近にひそむ子ども虐待

子どもの虐待（以下，虐待とします）という言葉を聞いて，あなたは何を思い浮かべるでしょうか。衝撃的な見出しで新聞に載る特異な例だけが虐待ではありません。虐待ではないかと児童相談所に調査や支援を求めて通告され，実際に対応された件数は年々増加しています（図14-1）。一方，マスコミで取り上げられることが多い事件として警察に検挙された件数，そして虐待のために死亡した児童の数は，相談対応件数の1％にも満たないことがわかります（図14-2）。

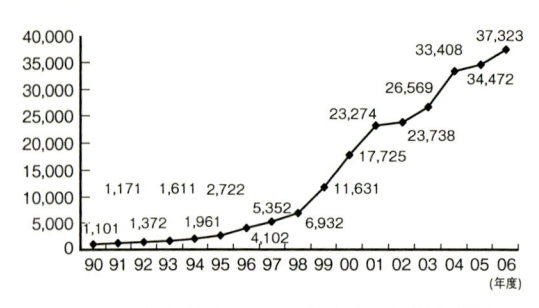

図 14-1　児相相談所における児童虐待相談対応件数
（厚生労働省，2006）

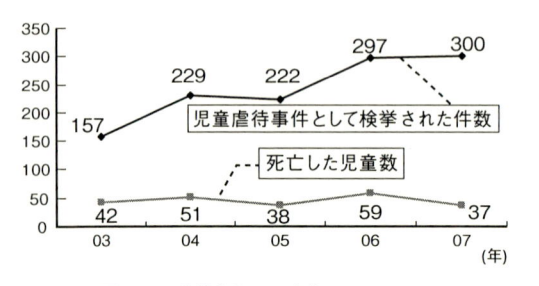

図 14-2　事件としての虐待　（警察庁，2007）

　虐待は命に関わるものだけをいうのではなく，身近にもあることがらといえます。しつけのためと信じ込んでしていたことが虐待だったということもあります。3歳児をもつお母さんのなかで，子どもと関わる時にイライラすることを自覚している人の80％以上が，子どもを叱るときに「いつもあるいは時々」子どもを「たたく，つねる，蹴る」などの体罰を使っているという報告もあります（原田，2005，p.48）。また，虐待という言葉が日常生活に浸透するに従い，親のなかには自分のしていることが虐待ではないかと不安に感じる人もいます。このように子育てのなかで起きることがらと虐待とのあいだに明確な線引きがつけにくいのも，「虐待」という言葉がもつ特徴かもしれません。

2．虐待とは

　子育てをしているなかで出てくるイライラや，"こんな子いらない"といった否定的な考えや気持ちが循環し続けることで，子どもへの関わり方が適切でなくなっていく時，虐待の危険性は高まります。そして，そのことによって子どものこころや体が傷つき，その成長発達に影響が生じるのが虐待です。
　日本における「児童虐待の防止等に関する法律」では，表14-1に示されるような4つの行為を虐待と定義しています。ここで大切なのは，子どもが本来なら保護を得，情緒的な慈しみを受けるはずの存在である親（あるいは子どもを

表14-1　法律における児童虐待の定義 (平成12年施行，16年一部改正)

法律では，児童虐待とは，保護者が①から④を行う場合と定められています。
・保護者とは，親として子どもを守り育てる責任がある人をさします。
・児童（子ども）とは，18歳に満たない人をさします。

		18年度*の割合
①身体的虐待	殴る，蹴る，つねる，噛む，突き飛ばす，お風呂でおぼれさせる，など身体に傷を負わせたり，命の危険のある暴行をして身体に苦痛を与えることなど	41.2%
②性的虐待	子どもに性的な行為や性交，ポルノグラフィーの被写体などに強要すること，性器や性交を子どもに見せることなど，子どもを性的に利用すること	3.1%
③ネグレクト	衣食住の世話がなされないまま放置されたり，健康や安全に配慮がなされないこと，教育を受けさせないことなど	38.5%
④心理的な虐待やドメスティック・バイオレンス（DV）の目撃	言葉による脅しや大声で怒鳴る，子どものこころや存在を傷つけ，否定するような言動，家庭内の大人の間で起きる暴力（DV）をみせることなど	17.2%

(厚生労働省，2006より)

育てる立場にある人）からこうした行為を受けるということ，そして子どもの人権が守られない点にあります。厚生労働省の発表（平成18年度）では，虐待をする人でもっとも多いのは実母（62.8%）であり，続いて実父22.0%となっています。また虐待される子どもは，0歳から5歳の乳幼児期の子ども（42.3%）でもっとも多く，小学生（38.8%）と続きます。本章では，乳幼児期までの子どもとその親（主に母親）を中心に虐待を考えていきます。

3．虐待はなぜ起きるのか

みなさんのなかには，自分の子どもをかわいいと思えない親がいるなんて考えられないと憤りを感じる人がいるかもしれません。なぜ虐待を防ぐことができないのだろうと，やるせない悲しさを覚えることもあるかもしれません。これまでの調査から虐待が起きる背景には，図14-3で示すように親・子どもの特性といった個人の要因と，その関係のあり方とが問題となることがわかっています。しかし，それだけでなく家族やまわりの人などの社会環境とのつながりも問題となってきます。そしてこうしたさまざまな要因が複雑に絡み合い，負担となってその家族に大きくのしかかることがあります。それはまるで洗濯

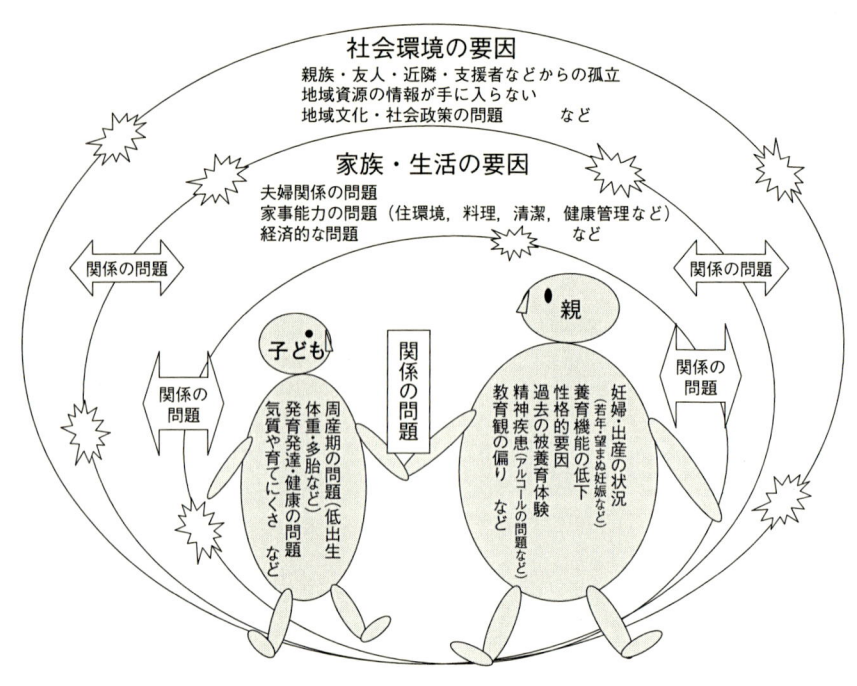

図14-3　虐待が起きるリスクとなる要因

機の渦のようにその家族を飲み込み，その結果，子どもへの関わり方が適切でなくなり，虐待へと発展します（もちろん，それらの要因を抱えている家族がすべて虐待を行うわけではありません）。つまり，虐待が起きる原因はひとつではないのです。

第2節　子どもが生きている世界

1．子どもが育つ環境

親と乳幼児期の子ども，彼らが住む社会を大海原にたとえて考えてみましょう（図14-4）。子どもは小舟のような存在といえ，その成長を見守り育てていくお父さん・お母さん（親）は灯台のような役割を果たします。親のもと，安全な港である家庭でさまざまな体験を積むことが，**子育ち**（子が育つ過程）といえ

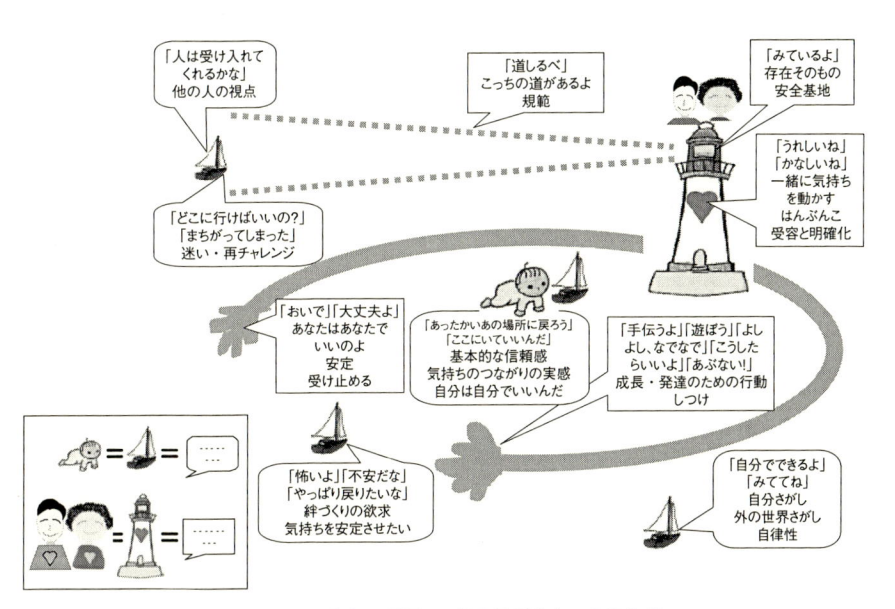

図 14-4　子育ちの過程での親と子どもとのやりとり

ます。親とのあいだには、図 14-4 の吹き出しにあるようなやりとりが何年にもわたって積み重ねられます。子どもは、親との関係を通して人や世界を信頼することを覚えます。また、その後の人生における対人関係の基本的なあり方を規定するといえる愛着スタイル（第 6 章参照）も形作られます。そして、自分自身の情緒や行動をコントロールできるようになるなど、自分でできることが増えていきます。こうした成長に伴い、他の人との関係を調整する術を学ぶなど、子どもの経験する世界は広がりをみせることになるのです。つまり、子どもは自分の住む環境を少しずつ広げながら、社会的存在となるべく発達していくのです。

2．子どもは虐待をどうとらえるか

　虐待は、こうした子どもにとって基本的な信頼感を形作る対象である親により行われます。幼い子どもにとって、夜泣きや探索行動、かんしゃく、トイレなどの失敗、かまってほしいためにお母さんにまとわりつく、好きなおもちゃ

を部屋いっぱいに広げて遊ぶといったことは当然あることです。そうした時にいつも怒鳴られたり，しつけという名目で殴る蹴るの暴力をふるわれたりし続けると，子どもはどうなるでしょう。恐怖でいっぱいとなるだけでなく，**孤立無援**の状況を感じとり非常な無力感を覚えることになります。また，ある時はなだめてくれたのに，ある時はひどく叩かれる，もしくは無視されたりすると子どもは混乱し，なぜそのようなことをされるのかわからなくなります。こうした場当たり的な対応や，暴力・暴言などの対応をくり返し受け続けることは，子どもの**トラウマ（心的外傷体験）**となることがあります。とくに乳幼児期にある子どもにとっては，親やその家族が唯一の世界です。そのため，"自分が悪い子だから"，"いらない子だから，そのように扱われるのではないだろうか"といった自己否定感をもつことにもなりかねません。そして親から愛され

表14-2　虐待が子どもに及ぼす影響

- 身体
    外傷，低身長や低体重，バランスや皮膚の感覚の問題，など
- 認知
    言葉，学習など知的発達の問題，注意集中の問題，原因と結果や状況の理解ができない，など
- 情緒，心理
    感情のコントロールが困難，過敏・傷つきやすさ・怯え，攻撃性，過剰な反応，など
- 行動
    食や睡眠など生活習慣の乱れ，身辺自立の遅れ，衝動的・自己破壊的な行動，自傷行為，など

⬇ その結果

「自分づくり」に影響
    低い自尊感情，自分についてのイメージの悪さ，解離など自己の統合の問題，など
「人との関係づくり」に影響
    人を信頼できない，適切な距離のとり方や関係の見通しをたてられない，感情を分かち合うことができない，孤立，など

るために，親の笑顔を引き出すために，そして自分の生き残りをかけて親との世界のなかでうまくやっていこうと一生懸命ふるまうことになります。

3．虐待の影響

　虐待は，子どものこころと体の発達に影響します（表14-2）。また，日常的に繰り返し虐待を受けると，脳に器質的な変化が起こり，脳がダメージを受けることも近年，明らかになっています（図14-5）。親とのあいだで安定した愛着関係が築かれないため，基本的な対人関係のもち方を知ることができず，人とのやりとりに問題が起きることもあります。これは**反応性愛着障害**と呼ばれるもので，人に対して必要以上に警戒したり無関心であったり，逆にだれかれかまわずなれなれしく接するなど，適切な対人距離を保つことができないことをいいます。さらに，子どもの攻撃性が高まったり，落ち着きのなさがみられたり，同年代の子ども同士のトラブルがひんぱんに起きることもあります（虐待など子どものトラウマについて詳しく知りたい人は，ヘネシー，2006を参照してください）。

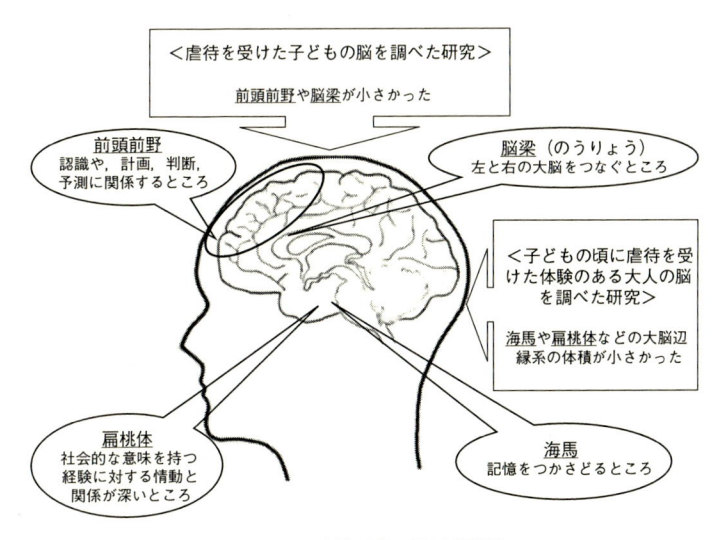

図14-5　虐待が脳に及ぼす影響

第3節　親が生きている世界

　虐待という行為は許されるものではありません。しかし，親の話に耳を傾けてみると，実はさまざまな場面でSOSを発信していたり，状況が違っていたなら虐待に発展しなかったかもしれないことをうかがわせることがあります。このことを考慮すると，子どもを虐待する親は，子どもを愛していない鬼のような人と考えるのは短絡的です。

1．親としての日常生活

　　私が産んだ子どもなのに，何を考えているのか，どうしたらいいのかわからない……。時々宇宙人みたいにまったく違う生き物のようにみえて，親としてちゃんと子どもとつながれているか不安になってしまうこともあります。毎日これでいいのかな，と思いながらも時間に追われて一日が終わります。育児書を見ると落ち込むから読めないし，人にも聞けません。だって，母親としてきちんとできて当たり前というような目つきでまわりから見られるし……。

　子どもの誕生とともに親としてふるまうことを子どもから迫られ，周囲からも子どもの世話を当然するものと期待されます。たしかに「親になる」というのは，妊娠・出産・養育行動という生物学的な過程といえます。しかしそれだけでなく，毎日の生活のなかでの子どもとのやりとりを積み重ねることで実感を深め，発達していくものでもあります。そのなかで，子どもが泣き続ける，子どもの行動の意味がわからない，忙しい時に限って手を焼かせるなど，親としての試練は次々と出てきます。時には，"もういい加減にして！"，"こんな子いらない！"，"私のやり方がまちがっているの？"，"こんなに一生懸命してるのに困らせてばっかり！" と，思い通りにならないいらだちを心のなかで，あるいは本当に叫ぶこともあるでしょう。子育てをしているなかでは，時にはそうした気持ちを抱えながらも子育て情報を本やインターネットから得たり，周囲の一言や親族の助けなどに支えられながら，さまざまな出来事を一つひとつこなす毎日が続くのです。

2.「親になる」とは

　親になるということは，自分の気持ちのもち方や考え方などの立ち位置を大きく変えざるをえないため，実は意識するしないにかかわらず，心身ともにゆさぶられます（George & Solomon, 1999；鯨岡, 1999）。多くの場合，睡眠時間が減ったり，スーパーで買う食材が変わるなど，目に見える形で生活スタイルは変わり，物事の優先順位もこれまでと違ってきます。つまり，生活の中心を一時期であれ，子どもに譲らなければならなくなるのです。また，子どもが心細さを感じたり，不安や恐れを感じた時には，子どもの気持ちを落ち着かせるために，親として行動しなければなりません。

　子どもがいない独り身の時代には，自分が寂しくなったり不安や恐れを感じた時は安心感を得るために，自分の親や親密な他者に**保護**を「**求める**」ことを優先させることができました。それに対して，親になると，そうした保護を今度は，子どもに「**与える**」立場に自分自身を転換させなければいけないのです。つまり，子どもを育てる立場として，子どもの安全基地（第6章参照）となり，世話をするという「保護を与える」役割を担うことになるのです。こうした**保護に対する姿勢**が変わることを日々の生活のなかで体験することを通して，親は子どもの存在そのものを受け止め，「親となっていく」のです。

3．虐待が起きる可能性

　子育てというものには，これまでの社会的なつながりや生活史が改めて問われてくることから，親にとって心理的な危機を引き起こす可能性もあります。気軽に友達と出かけたりすることや，自分のために使える時間も減ります。そして，子育て中に自分の時間をもつことを快く思わない周囲の人がいるかもしれません。また，外出しにくくなる，働き方（就労形態）を変える必要に迫られるなど，社会とのつながりが少なくなり，取り残されていくように感じることもあります。子育てに関連するこうしたストレスとなることがらについて，パートナーや周囲の人が声をかけてきて話を聴いてくれたり，情報をくれる，あるいは出かけやすい環境を作ってくれるといったソーシャルサポート（詳しくは第8章参照）は，**虐待の抑止力**として大きな役割を果たします。

かつて自分が子どもであった頃の出来事の記憶が，子育てのなかで顔をのぞかせることもあります。子育てをしている母親のなかには，かすかに記憶に残る子守唄を自然と口ずさんでいたり，自分の母親とそっくりなしぐさや口癖をしている自分に思わず苦笑してしまうこともあります。また，とっさにとる行動が自分の母親のとっていた行動と同じだったということもあります。こうしたことがある度に，自分の母親を思い出して温かい気持ちになるというお母さんもいます。自分が子どもの頃に学んだ（親にしてもらった）ことをそのまま，自分が親となった時に自分の子どもに行うというサイクルは，社会的な学習によるものといえるでしょう。それゆえ，虐待をする親のなかには，自分が子どもの頃にしつけとして暴力などを受けたため，自分の子どもにも同じことをしつけと考えて行う人もいるのです。これが，虐待が子どもの世代に伝わるしくみ（**虐待の世代間伝達**）の一つです。

　また，この本の第6章「ひとと人とをつなぐ絆」にもあるように，小さい頃の親子関係により形作られる愛着スタイルは，その後の人生における他者との関係にも影響を及ぼします。もちろん，親となった時の子どもへの接し方（育て方）にも影響するため，親子で愛着スタイルが似たものとなることもあります。子どもとその親，そしてさらにその親（子どもにとっての祖父母）という世代をまたいで，子育てに対する考え方や実際の行動が伝わることもあるのです。

4．「親」として今を生きるために

　親として自分の子どもと接しているなかで，かつて自分が親から守り育てられた体験を思い起こすことも出てきます。それは，だっこした時の赤ちゃんの暖かさやおむつかえの時のベビーパウダーの香り，昔なつかしい童謡を耳にする時，さらには子どもの表情や機嫌など，ちょっとしたことがきっかけとなります。そして，子どもであった頃の自分の感覚を思い起こし，ふと手を止めて，自分の欲求が満たされた（満たされなかった）時代をなつかしく，また時には腹立たしくふりかえることも出てくるでしょう。なかには，そうした体験や記憶が頭のなかにあふれ出し，それをきっかけに子どもに対して嫌悪感や怒りといった否定的な気持ちを向けるといったことも起こりえます。そうした状況

のなかで適切な子育てができない時には，過去の体験や記憶を整理するための時間をカウンセラーとのあいだでもつことも有効です（Morton & Browne, 1998）。そのなかでは保護を「求めること」と，「与えること」を分けてとらえる考え方を習得することで，現在の子育ての方法を見直すことができるのです。

親が子どもに愛情や保護を「与える」ことができるためには，かつてそういったものを親が「与えてもらった」経験をもっていることが，こころの支えとなることでしょう。また，子どもの頃に不適切な養育を受けたとしても，その後，ありのままの自分を受け入れてもらう体験をしたり，成人後に重要な他者（恋人や親密な友人など）とのあいだで安定した愛着関係を経験できれば，虐待の世代間伝達をたちきることはできます（Phelps *et al.*, 1998）。人生のなかで経験する人との関係，さらに今現在のありようによって，状況のとらえ方は変わりうるのです。そして，親として子どもに保護を与える立場になったとしても，時には親自身も子ども以外の他者に保護を求め，そして与えてもらうといったことが必要なのです。

第4節　子どもの育ちを支えるために

子どもは柔軟な育ちの力をもっています。与えられた環境を生きる子どもにとって，親から受け入れられているという実感が伴う安全で安定した環境があることは重要です。親が親であることができる環境，そして子どもが自身の可能性を十分に発揮できる環境であるために，私たちにできることとはなんでしょうか。

1．孤立させないこと

虐待のリスクとなる要因として，しばしば周囲からの**孤立**の問題が指摘されます。社会的かかわりのなかで生活する私たちにとって，孤立は実は大きな問題となりえるのです（社会的孤立の影響については第3章や第12章を参照）。孤立することで，親やその家庭は必要で適切な情報から切り離され，まわりからの具

体的・情緒的な援助を受ける機会を失います。また，どういった子どもの行動に自分はイラッとしやすいのかといったことをふりかえったり，子どもへのかかわり方を考える機会も得にくくなります。そうした状況のなかで子どものことを否定的にしかとらえられない，あるいは叩くことをやめることができないといった悪循環の渦が回り始めると，そこから抜け出すことすら困難になってしまいかねません。子育てにおけるソーシャルサポートの重要性はここにあるといえます。

2．親・子の特徴を理解すること

しかし，親が周囲に積極的に働きかけなければサポートが利用できないという状況では，虐待を未然に予防していることにはなりません。サポートをする人が，子育て中の家庭に出向く姿勢（アウトリーチ）も時として必要です。

子どもへのかかわりは，多くのエネルギーを必要とします。親としてどうしたらいいかわからないと感じたり，"自分はダメな親だ"と感じることも時にはあるものです。しかし，こうした否定的な考え方が，常に自分のこころのなかで循環する場合には，自分に自信をもつことができないばかりでなく，他者との関係全般にも高い不安を抱える傾向が増えてきます（酒井・加藤，2007）。つまり，そのような場合，"私は他の人から受け入れてもらえないのではないだろうか"，"世のなかから取り残されてしまうのではないか"，"嫌われるのではないか"といった不安な気持ちをもちやすくなるのです。こうした気持ちを抱えながら子育てをすると，負担は非常に大きくなります。

これまで述べてきたような親の抱いているさまざまな気持ちに目を向けてみると，すれ違う子ども連れの親，泣き叫ぶ子どもの手をつないで先を急ごうとしている親に対して，私たちは何か手をさしのべることができるのかもしれません。少なくとも"なんてわがままな子ども（親）なんだろう"という視線を向けることはなくなるのではないでしょうか。

みなさんのまわりに，もし子育てで困難さを感じているお母さん，お父さんがいるとしたら，その人の話あるいは子どもの話に耳を傾けてみることが，何より子どもの育ちへの支援，虐待予防となります。親が子どもの行動に戸惑い

を感じているのならば，子どもの行動の意味を一緒に考えてみるのもいいかもしれません。その際，基本的な子どもの発達について知っていること（第7章などを参照）で，これから先，子どもの行動がどう変わっていくのかといった見通しをもつことができます。また，親に対して"これからも私にできることがあれば言ってくださいね"など，みんなで子どもを見守るというメッセージを伝えることもできるでしょう。もちろん，重篤な問題を抱える親や子どもには，専門的な治療を考える必要もあるため，もし相談を受けたとしても一人で抱え込む必要はありません。

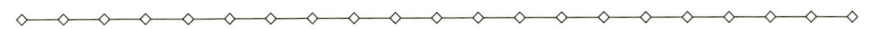

◇────────────────────────────◇

　子どもとともに親も，たくさんの人とのかかわりによって育ちゆくものです。さまざまな人々とのつながりがあることで，親子が育ちやすい環境を作ることはできます。たとえば，たくさんの荷物を持った親子連れに出会った時，私たちは階段を登るその親子に手を貸すこともできます。近所の子どもの子守をするなど，ちょっとした気遣いがつながりを生むのです。私たちもこうした人と人とのつながりのなかの一員であるという意識をもち，子どもや親を理解しようとする姿勢をもつことで，あなた自身のくらしに彩りができていくことでしょう。

◇────────────────────────────◇

（酒井　佐枝子）

くらしとコミュニティ

Chapter 15

　私たちの身のまわりには，環境問題，犯罪，医療・福祉問題やいじめ問題などさまざまな社会問題が山積しています。これら社会問題は，私たちの体と心を短期的にも長期的にも蝕んでいきます。社会問題の多くは，特定の要因だけで発生するのではなく，いくつもの要因が複雑に絡み合って発生します。そのため，いかに個人が社会問題の解決に取り組んだとしても，それは問題の一部を解決したにすぎません。本当の意味で社会問題を解決するためには，個人・家庭・学校・行政などが相互に連携し合いながら，コミュニティ全体で取り組んでいくことが重要です。本章では，私たちのくらしと健康を脅かす社会問題を解決するためのコミュニティの力について見ていきます。

第1節　社会問題の発生に関わるコミュニティ

　社会問題の発生にコミュニティはどのように関わっているのでしょうか。ここでは，そもそもコミュニティとは何なのか，まずその定義を行います。そして私たちを取り巻く社会問題のうち，とくに私たちの心身の健康を脅かす犯罪と環境問題の発生にコミュニティがどのように関係しているのかについて考えていきます。

1. コミュニティとは

　一般的にコミュニティは「地域社会」と同じ意味に解釈されがちです。しかし一口に地域社会といっても，その形はさまざまです。たとえば，地域社会を住んでいる「場所」といった視点からとらえた場合，そこには地理的な意味合いがでてきます。地理的な側面からとらえたコミュニティを**地理的コミュニティ**といいます（植村，2006）。

　しかし現代の社会では，交通や通信手段が発達し，住民のライフスタイルは

変化しています。住民の活動範囲は自分の地域だけでなく，より大きな広がりをもっています。また住民の活動の種類も多様化しています。もはや地理という枠組みだけでは，コミュニティを十分にとらえることはできません。

そこで現在では，コミュニティを「生活する人々にとって，共通の規範や価値，関心，目標，同一視と信頼の感情を共有していることから生まれる社会・心理的な場」としてとらえています。つまり，人々が交流している場がコミュニティなのです。このようなコミュニティを**関係的コミュニティ**といいます（植村，2006）。この関係的コミュニティでは，家庭・学校・会社・行政などを個別的にとらえるのではなく，それぞれの間のネットワークや相互作用を重視します（植村，2006）。

2．犯罪とコミュニティ
（1）犯罪の成立条件

コーエン＆フェルソン（Cohen & Felson,1979）によると，犯罪の成立条件には，犯罪を起こす可能性がある**潜在的加害者**と，犯罪の被害を受ける可能性がある**潜在的被害者**，**環境**の3要素があります。そして犯罪は，潜在的加害者と潜在的被害者がある特定の条件を備えた状況や場所で出会うことで発生するのです（図15-1）。

この3要素についてコミュニティという視点からとらえなおしてみると，すべてのコミュニティの住民が潜在的被害者になりうる可能性はあります。一方，潜在的加害者については，自分が所属するコミュニティのなかにも存在している可能性は否定できません。しかし，いかに潜在的加害者がコミュニティの内外から住民を狙っていようとも，特定の条件を備えた環境がなければ犯罪は発生しないのです。

実際にコミュニティという側面か

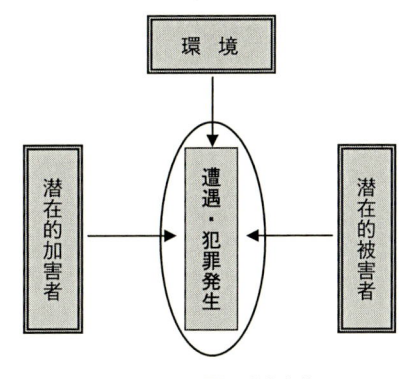

図15-1　犯罪の成立条件

ら，犯罪の発生を予測したり，抑制したりできるとすれば，環境の要素だけといってもいいかもしれません。なぜなら，潜在的加害者と潜在的被害者は，実際に犯罪が起こるまではごく一般的な住民であり，あらかじめ加害者や被害者となる個人を予測することはできないからです。また，そもそも犯罪を実行しやすい環境というのは，コミュニティの住民自身が作り上げたものであり，必ずしも潜在的加害者がみずから作り出したものとはかぎらないからです。

 (2) 犯罪が発生しやすいコミュニティ環境

では犯罪が発生しやすいコミュニティの環境とはどのような環境なのでしょうか。まず1つめとして，**監視者の不在**があげられます。潜在的加害者は，「誰かが見ている（かもしれない）」と思うことで実際に犯行をしにくくなります。しかし，近隣関係などコミュニティにおける**社会的ネットワーク**（第12章参照）が希薄な場合，不審者がいたとしても，それが住民かどうかを区別できないため監視の役割を果たすことができません。とくに都市部や集合住宅などでは，近隣関係が希薄なだけでなく，見ず知らずの人が多数いるため，監視者が不在になりやすい環境といえます。

2つめとして，**地域の荒廃**があります。地域の荒廃には，落書きや散乱したゴミ，空き家，乗り捨てられた車，管理されていない家屋などの物理的荒廃（たとえば図15-2）と，公的な場所での飲酒，薬物の売買や社会的に望ましくないとみなされている人々の存在などの社会的荒廃があります（Lewis & Maxfield, 1980）。この地域の荒廃は，それが軽微なものであってもそのまま放置しておくと，より悪質な犯罪を増大させることになります。なぜなら，軽微な荒廃や軽犯罪を放置しておくということは，その地域の住民や行政が犯罪に対して関心をもたず，対策をしていないことを示すことになり，犯罪者をコミュニティに招き入れることになるからです。またそのことが住民の犯罪に対する不安（犯罪不安）をさらに高め，彼らのコミュニティへの

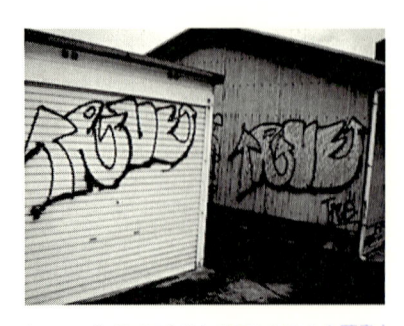

図15-2 管理が不十分な建物に描かれた落書き

愛着の低下と疎遠な近隣関係を招いてしまい、より一層犯罪を抑止する力が低下していくことになります。これを**割れ窓理論**（Wilson & Kelling, 1982）と呼びます。

3．環境問題とコミュニティ
(1) 地球環境問題と地域環境問題
現在、地球温暖化やオゾン層の破壊など、地球規模で環境は悪化の一途をたどっています。では、私たちの身のまわりの地域環境に目を向けた場合はどうでしょう。地域の河川や湖沼などの自然環境の悪化、ゴミのポイ捨てなどによる景観の悪化、排気ガスや騒音などによる公害…。自分の住んでいる地域にもさまざま環境問題はあります。

これら地球環境問題と地域環境問題は個別ではありません。たとえば地域河川の汚れが海を汚すように、地域環境問題は地球環境問題の一因となります。また排気ガスは、地域レベルでは公害問題ですが、それと同時に地球レベルでみれば温暖化問題にもなります。地域環境問題を考えることは、地球環境問題を考えることにもなるのです。

(2) 社会的ジレンマとしての環境問題
環境問題が起こる背景には、個人の利益と社会全体の利益が競合・対立する**社会的ジレンマ**と呼ばれる構造が影響しています。たとえば、個人には、社会的利益を重視した**協力行動**と個人的利益を重視した**非協力行動**のいずれかの選択肢があります。基本的に個人にとっては協力行動よりも非協力行動を選択した方が望ましい結果が得られます。しかし全員が非協力行動を選択した場合、その結果は全員が協力行動を選択した時よりも悪くなります。このような状態をドウズ（Dawes, 1980）は社会的ジレンマと定義しています。

では地域環境問題の発生に社会的ジレンマがどのように関係しているかについて、具体例から考えてみます。あなたの地域でゴミ掃除をするとします。この時、あなたには2つの行動の選択肢があります。まずひとつはゴミ掃除に参加する、もうひとつは参加しないです。この時ゴミ掃除に参加する方が協力行動、参加しない方が非協力行動になります。あなたにとっては、非協力行動の

表 15-1　ゴミ掃除をめぐる社会的ジレンマ

		多くの住民の選択	
		参加する （協力行動）	参加しない （非協力行動）
個人の選択	参加する （協力行動）	(個) 手間（コスト高） (社) 景観の美化	(個) 手間（コスト高） (社) 景観の悪化
	参加しない （非協力行動）	(個) 楽（コスト低） (社) 景観の美化	(個) 楽（コスト低） (社) 景観の悪化

(個)：個人的利益　　(社)：社会的利益

　参加しない方が手間がかからず楽です。ただし，あなた以外の住民にも同様に2つの選択肢があります。もし多くの住民が自分の楽さを優先させ，誰もゴミ掃除に参加しなければ，町はゴミであふれかえり，景観が悪化していきます。つまり住民の誰もが不利益をこうむることになります。反対に，あなたを含めたすべての住民がゴミ掃除に参加すれば，個々人の手間はかかりますが，町の景観が美しくなり，住民全員にとって望ましい結果が得られます。

　以上の関係をまとめると表15-1のようになります。なお，あなたの行動と住民の多くの行動の組み合わせには，上記のもの以外にも2つのパターン（あなたと住民の行動が相反するパターン）があります。まずひとつは，あなたは協力行動，住民の多くは非協力行動というパターンです。つまりあなただけがゴミ掃除に参加しているということです。この時，手間がかかっているのにほとんど町は美化されないという個人的にも社会的にも利益が得られない結果になってしまいます。対照的にあなたは非協力行動，住民の多くは協力行動というパターンもあります。この場合，あなたはゴミ掃除に参加せずとも，他の住民に掃除してもらえるので，個人的に楽をできるだけでなく，きれいな町という全体の恩恵にも授かることができます。個人の損得勘定からいえば，このパターンがもっとも望ましい状態となります。しかしこのパターンには1つのワナが潜んでいます。あなたが参加していないことをまわりの人はどう思うでしょう。おそらくずるいと思うはずです（あなたが逆の立場ならそう思うでしょう）。すると，ずるいと感じた人のなかにゴミ掃除に参加しなくなる人が現れ，他の参

加している人への負担がさらに大きくなります。そしてついには，誰もゴミ掃除に参加しなくなります。つまり非協力行動をとる人がいると，それまで協力行動をとっていた人が非協力行動に変わってしまうことがあるのです。

現在の地域環境問題の多くはコミュニティの住民一人ひとりの自己利益的な非協力行動の結果から生じています（もしすべての住民が協力行動をしていれば，地域環境問題は発生しないはずです）。地域環境問題を解決するには，いかに住民の自発的な協力行動を引き出すかが鍵となります。

■■実習1：社会的ジレンマ
──共有地の悲劇（Hardin,1968）をモチーフに■■

社会的ジレンマをゲームで体験してみましょう。まずプレーヤーにはある役割と目的が与えられます。

役割：あなたは「羊飼い」です。今あなたは羊を1頭持っています。
目的：たくさんの羊を飼い，できるかぎり多くの利益を得てください。

ではゲームを始めていきましょう。以下の手順で進めてください。

1. 5名でグループを作る。
2. そのグループの人たちと同じ牧草地（共有地）を利用しています（図15-3）。羊たちはその牧草地に飼われています（最初，牧草地には5頭いる）。
3. プレーヤーは，羊を「増やす」か「増やさないか」の選択をします。1回の選択で増やせる羊の数は1頭です。
4. 利益を計算します。羊を増やせばプレーヤーの利益は増加します。ただし牧草地に羊が1頭増えるたびに，1頭あたりの利益は1000円減ります（牧草が減り，羊がやせてしまうため）。表15-2と計算例を参考に自分の利益を算出してください。

> **計算例**　あなたの選択：「羊を増やす」⇒飼っている羊：2頭
> 　　　　　他のプレーヤーの選択：「羊を増やす」2人
> 　　　　　　⇒牧草地全体の羊の数：8頭（5頭＋3頭）
> 　　　　　羊1頭あたりの利益：97000円（8頭の場合）
> 　　　　　あなたの利益：97000円×2頭（飼っている羊）＝194000円

5. 3と4を7回くり返します。

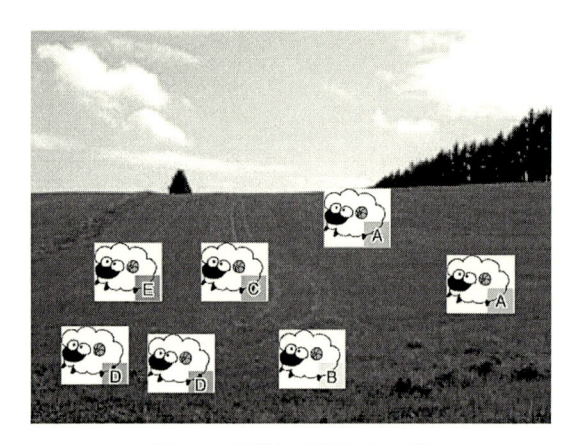

図 15-3　牧草地の利用のイメージ

表 15-2　計算表

牧草地の 羊の数	1頭あたりの 利益	牧草地の 羊の数	1頭あたりの 利益
5頭	100,000 円	13頭	92,000 円
6頭	99,000 円	14頭	91,000 円
7頭	98,000 円	15頭	90,000 円
8頭	97,000 円	16頭	89,000 円
9頭	96,000 円	17頭	88,000 円
10頭	95,000 円	18頭	87,000 円
11頭	94,000 円	19頭	86,000 円
12頭	93,000 円	20頭〜	0 円

6．もし牧草地全体の羊の数が20頭を越えた場合，もはや牧草が食べつくされてしまい，羊たちは飢餓によって全滅します。20頭を越えた時点で，ゲームは終了となります。その時，プレーヤーの利益は「0」になります。あなたはいくらの利益を得ることができるでしょうか？

第2節　コミュニティによる社会問題の解決と予防

　前節のように，犯罪や環境問題の発生にはコミュニティの要因が大きく関わっています。しかし逆の言い方をすれば，コミュニティの要因を改善できれば未然に発生を防いだり，効果的に問題解決をすることができるはずです。ここ

表 15-3　犯罪予防活動の種類

活動の種類	具体的な活動内容
市民防犯活動	個人単位・世帯単位・近隣単位で行う防犯活動
防犯環境設計	建物・街路・公園などの環境がもつ防犯性を向上させる設計
地域警察活動	パトロール・巡回連絡・派出所の設置

では犯罪・環境問題それぞれの予防策と解決策についてコミュニティという視点から考えていきます。

1．犯罪に強いコミュニティづくり

　ローゼンバウム（Rosenbaum, 1988）によると，コミュニティにおける犯罪を予防するための活動は，表 15-3 のように 3 つに分類することができます。
　まず 1 つめは，住民が個人あるいは近隣住民たちと協同して行う市民防犯活動です。最近子どもを犯罪から守るために，児童の登下校時に児童の父兄や近所のお年寄りがつき添う活動が各地で展開されています。これなどは市民防犯活動の良い例です。このような近隣住民同士の連携は，コミュニティの監視の効果を高めるため犯罪が発生しにくくなります。
　2 つめは防犯環境設計です。街灯のない薄暗い路地や人通りの少ない路地，管理されていない場所など防犯環境が整備されていない場所にさしかかった時，住民は犯罪に対する不安を感じます。このような場所が少ない方が住民は安心して生活することができます。また先に述べた割れ窓理論からいえば，防犯環境が整備されるほど，重大犯罪の予防に効果があるとも考えられます。具体的な対策としては，道路の区画整理や街灯の設置，空き地の整備などがありますが，これには行政の介入が不可欠です。ただし犯罪不安を感じるのは住民自身ですので，どのように整備するかについて住民と行政が連携することが必要です。
　3 つめは地域警察活動です。コミュニティにおいて警察が頻繁に活動しているほど防犯効果があります（よく警官がパトロールしているなど）。しかし住民が些細なことで警察を呼びつけたり，ひどい時にはパトカーをタクシー代わりに

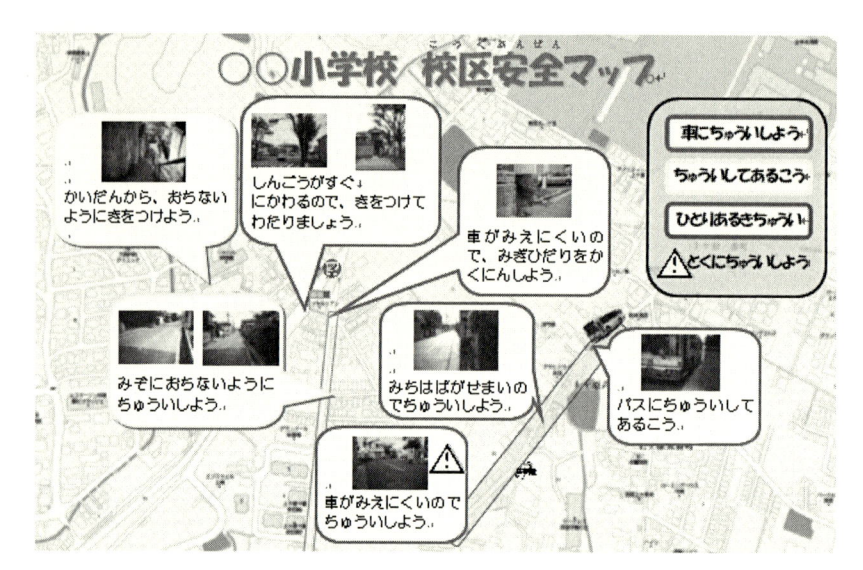

図15-4　ある小学校周辺における地域安全マップの作成例〈林ほか, 2008；岡本ほか, 2008を一部抜粋・修正〉

呼ぶ事件が報道されることがあります。このようなことが頻発すれば警察は十分に防犯活動ができず，結果的に住民自身がコミュニティの防犯を弱めてしまうことになります。これはまさに社会的ジレンマであり，それを防ぐためには住民の警察に対する協力が必要です。

■■実習2：写真投影法による地域安全マップの作成
　　　　（林ほか，2008；岡本ほか，2008参照）■■

　住民がコミュニティのどのような場所に犯罪不安（あるいは普段感じている危険）をもっているかを調べてみましょう。必要なものはカメラと町の地図です。
　1．危ない・怖いと思うところやもの，不安を感じるような場所を撮影する。
　2．写真ごとに，なぜ危ない（怖い・不安）と思ったのかを記述する。
　3．地図上に写真を配置する。
　また地図に配置する際，撮影者同士で一緒にやるのもひとつの方法です。そうすることで，犯罪不安を感じる場所の情報をお互いに共有することができます。またどのような場所に危険や不安を感じるかは，年代や性別，さらには時間帯によっても異なってきます。幅広くデータを集めることでより多くの情報を得ることができ

るでしょう。

2. 環境にやさしいコミュニティづくり

　社会的ジレンマとしての地域環境問題を解決するためには，住民一人ひとりの自発的な協力行動が必要です。より具体的に言えば，住民が地域の環境を守らなければならないという態度をもち，そして実際に環境に配慮した行動をとることが重要です。

　住民の地域環境に対する態度や行動を促進させていく方法として，いくつかのアプローチがあります。たとえば，現在の地域環境の危険度（問題の深刻さと被害の大きさ）に関する情報を提供することで，住民の地域環境に対する態度を高めることができます（広瀬, 1995）。ただし，いくら地域環境を守らなくてはいけないと思っていても，なかなか行動できないというのが人々の本音です。なぜ実際に環境に配慮した行動をしにくいかといえば，手間（コスト）がかかるからです。また社会的ジレンマの観点からいえば，得られる個人的利益が少ないからです。しかし逆に，行動にかかるコストを低くし，得られる利益を大きくすれば，住民は環境に配慮した行動を比較的とりやすくなります（作業時間を短くしたり，何かもらえたりすれば，参加しやすくなるでしょう）。また，住民に地域への愛着や地域の自然環境で遊んだ楽しい思い出などを喚起させることで，住民は環境に配慮した行動をとりやすくなります（野波ほか, 2002）。

　なお環境に配慮した行動には，住民が個人的に実行できる行動（個人行動）と，他の住民と協力して実行する行動（集団行動）の2種類があります（野波ほか, 2002）。たとえばゴミ掃除にしても，普段から一人でしている場合は個人行動，地域の住民の人たちと一緒にやる場合は集団行動になります。現在，多くの地域で実行されている代表的な集団行動として，環境ボランティアによる活動があります。環境ボランティアは，たとえば自分たちでゴミ掃除をするだけでなく，その活動を組織的に訴えかけていくことで，他の住民の態度や行動を変化させていくことができます。また時として行政を動かし，環境保全を目的とした条例を制定させるなどコミュニティの仕組みを変化させることもあります。このように環境ボランティアによる集団行動は，単なる個人行動のよせ集

めではなく、コミュニティに対してより強く、幅広い影響力をもちます。

ただし多くの住民にとって、環境ボランティアに参加することはややハードルが高いことのように感じるかもしれません。事実、参加することで自分の時間をとられたり、若干の金銭的な負担がかかることもあります。しかし参加することによって、自分の自由時間を有意義に使えたり、興味や関心が同じ人と知り合いになれたり、自分自身を成長させていくことができます（田中, 1998）。つまりボランティアに参加することは、コミュニティのためになるだけでなく、自分自身のためにもなるのです。

第3節　快適なコミュニティづくり

これまで述べてきたように、社会問題の発生と解決にはコミュニティが大きく関わっています。つまり社会問題とは、私たちにとって身近なコミュニティの問題でもあるわけです。

これまでコミュニティで問題が生じた時、住民はその解決を行政などの公的機関に頼ってきました。しかし、公的機関が住民に対して提供できるサービスにもかぎりがあります。また残念ながら、近年の公的機関による不正が多く報告されているなかで、住民の公的機関に対する信頼は低くなっています。もはやコミュニティの問題を解決するためには、公的機関だけでなく、住民自身がコミュニティのさまざまな決定や活動に参加し、自分たちでできることは自分たちでやっていくことも重要です。これを**住民参加**といいます。それでは、住民参加を促進し、住民が安全で快適にくらせるコミュニティを作り出していくにはどのようにすればよいかについて考えていきます。

1．コミュニティ感覚

住民参加を促進させる1つめの要因は、住民のコミュニティに対する意識です。これは**コミュニティ感覚**（McMillan & Chavis, 1986）とも呼ばれ、具体的には次の4つの要因があります。

①メンバーシップ：コミュニティに所属しているという感覚

②影響力：コミュニティのなかで役に立っているという感覚
③統合とニーズの充足：コミュニティに所属することで住民のニーズが満たされているという感覚
④情緒的結合：コミュニティの人たちと感情的に結びついているという感覚

つまり個人は，自分が所属するコミュニティのなかで，他の住民と相互に影響し合いながら，結びついていき，それぞれのニーズを満たしているのです。事実，コミュニティ感覚を高くもっている住民は，人生の満足度や幸福感が高いことが明らかにされています。またコミュニティ感覚が高い住民は，コミュニティ内の活動に積極的に関わることも明らかになっています（笹尾，2006）。

2．社会的ネットワーク

2つめの要因は，コミュニティ内における**社会的ネットワーク**です。犯罪で見てきたように住民間に社会的ネットワークがある場合，住民は相互に安全を見張り合うことができるため，社会問題の発生を未然に防ぐことができます。

また社会的ネットワークを多くもっている人は，自分が困難に直面した時他の人から援助を受けやすく，また逆に他の人が困っている時には援助を行いやすいことが明らかになっています（西川，2000）。たとえば地震などの災害時，近隣同士の助け合いが住民の大切な命や財産を守ってきました（第13章を参照）。万一，社会問題による緊急事態が発生した場合，社会的ネットワークは住民を救うのです。

さらに社会的ネットワークは，コミュニティにおけるボランティア活動の組織化や活性化に重要な役割を果たすことも指摘されています（塩原，1989）。住民間で広くネットワークが張りめぐらされていれば，ボランティア団体は，そのネットワークを利用してメンバーを集めたり，人づてに自分たちの活動を伝えていくことができます。

3．エンパワメント

先の環境ボランティアなど，コミュニティの活動に参加することにはコストがかかります。しかしそのような活動に参加することによって，住民は自分の

生活やコミュニティを改善し，コントロールしていけるという効力感を得ることができます。これを**エンパワメント**といいます。エンパワメントを獲得している住民は，精神的健康が良いだけでなく，コミュニティ全体をより良くするための努力を惜しまないこと，すなわち積極的に住民参加することが明らかにされています（平川，2007）。ただし何もしなければエンパワメントを得ることはできません。まずは自分ができる範囲でかまわないのでコミュニティ活動に関わってみることが重要です。

◇――◇――◇――◇――◇――◇――◇――◇――◇――◇――◇――◇――◇

　本章では，犯罪と環境問題を中心に見てきましたが，社会問題はもちろんこれだけではありません。しかしどのような社会問題であれ，住民が自分たちのコミュニティを見つめなおし，少しでもコミュニティのために行動することができれば，改善していくことは可能なはずです。みなさんにとって本章が，コミュニティを見つめなおすきっかけになってくれれば幸いです。

◇――◇――◇――◇――◇――◇――◇――◇――◇――◇――◇――◇――◇

　　　　　　　　　　　　　　　　　　　　　　　　　（加藤　潤三）

引用文献

第1章
Belloc, N. B., & Breslow, L. (1972). Relationship of physical health status and health practices. *Preventative Medicine*, **1**, 409-21.

大竹恵子（2004）．女性の健康心理学　ナカニシヤ出版

Seligman, M. E. P., & Csikszentmihalyi, M. (2000). Positive psychology: An introduction. *American Psychologist*, **55**, 5-14.

第2章
Carver, C.S., Scheier, M.F., & Weintraub, J.K. (1989). Assessing coping strategies: A theoretically based approach. *Journal of Personality and Social Psychology*, **56**, 267-283.

Holmes, T.H., & Rahe, R.T. (1967). The Social Readjustment Rating Scale. *Journal of Psychosomatic Research*, **11**, 213-218.

加藤司（2007a）．ストレスと情動　加藤司（編）心理学の基礎—新しい知見とトピックから学ぶ—　樹村房　pp.59-78.

加藤司（2007b）．対人ストレス過程における対人ストレスコーピング　ナカニシヤ出版

第3章
Baumeister, R. F. (1998). The self. In D. T. Gilbert, S. T. Fiske, & G. Lindzey (Eds.), *The handbook of social psychology*. (4th ed., Vol. 1, pp.680-740). New York: McGraw-Hill.

DeLongis, A., Folkman, S., & Lazarus, R. S. (1988). The impact of daily stress on health and mood: Psychological and social resources as mediators. *Journal of Personality and Social Psychology*, **54**, 486-495.

Diener, E, & Diener, M. 1995 Cross-cultural correlates of life satisfaction and self-esteem. *Journal of Personality and Social Psychology*. **68**, 653-663.

遠藤由美（1997）．親密な関係性における高揚と相対的自己卑下　心理学研究, **68**, 387-395.

Hofstede, G. (1991). 岩井紀子・岩井八郎（訳）1995　多文化世界　有斐閣

James, W. (1892). *Psychology, briefer course*. (今田寛（訳）(1992). 心理学　岩波文庫)

小林知博（2002）．自己・他者評価におけるポジティブ・ネガティブ視と社会的適応　対人社会心理学研究, **2**, 35-44.

Leary, M. R., Kowalski, R. M., Smith, L., & Phillips, S. (2001). Teasing, rejection, and violence: Case studies of the school shootings. *Aggressive Behavior*, **29**, 202-214.

Markus, H. R. & Kitayama, S. (1991). Culture and the self: Implications for cognition, emotion, and motivation. *Psychological Review*, **98**, 224-253.

村本由紀子・山口勧（2003）．"自己卑下"が消えるとき：内集団の関係性に応じた個人と集団の成功の語り方　心理学研究, **47**, 253-262.

Oishi, S., Diener, E., Lucas, R. E., & Suh, E. M. (1999). Cross-cultural variations in predictors of life satisfaction: Perspectives from needs and values. *Personality and Social Psychology Bulletin*, **25**, 980-990.

Rosenberg, M. (1965). *Society and the adolescent self-image*. Princeton, NJ: Princeton University Press.

Taylor, S. E. & Brown, J. D. (1988). Illusion and well-being: A social psychological perspective on mental health. *Psychologial Bulletin*, **103**, 193-210.

Twenge, J. M., Catanese, K. R., & Baumeister, R. F. (2002). Social exclusion causes self-defeating behavior. *Journal of Personality and Social Psychology*, **83**, 606-615.

山本真理子・松井豊・山成由紀子（1982）．認知された自己の諸側面の構造　教育心理学研究, **30**, 64-68.

第4章
厚生労働省（1999）．医療技術評価推進検討会報告書

Aaronson (1993). The European Organization for Research and Treatment of Cancer QLQ-C30: A quality-of-life instrument for use in international clinical trials in oncology. *J Natl Cancer Inst*, **85**(5), 365-376.
池上直己（2001）．臨床のためのQOL評価ハンドブック　医学書院
内富庸介，藤森麻衣子（2007）．がん医療におけるコミュニケーション・スキル―悪い知らせをどう伝えるか　医学書院
Tarlov AR, et. al. (1989). The medical outcome study, an application of methods for monitoring the results of medical care. *JAMA*, **262**, 925-930.
平井啓（2005）．がん医療における行動科学的研究―肺がん患者の外来化学療法移行に関する行動科学的研究を通して―行動科学, **44**(1), 33-38.
福原俊一，鈴鴨よしみ（2004）．SF-36v2　日本語版マニュアル　健康医療評価研究機構

第5章

荒井弘和・竹中晃二・岡浩一朗（2003）．一過性運動に用いる感情尺度―尺度の開発と運動時における感情の検討　健康心理学研究, **16**, 1-10.
荒井弘和・竹中晃二・岡浩一朗（2004）．認知的方略を用いた一過性運動に対する感情反応　行動医学研究, **10**, 59-65.
マークス, B. H., フォーサイス, L. H., 下光輝一・岡浩一朗・中村好男（監訳）（2006）．行動科学を活かした身体活動・運動支援―活動的なライフスタイルへの動機付け　大修館書店
日本スポーツ心理学会（編）（2005）．スポーツメンタルトレーニング教本（改訂増補版）　大修館書店
岡浩一朗・荒井弘和・松本裕史（2006）．運動を始める人への支援―その気にさせる行動変容のテクニック　財団法人健康・体力づくり事業財団
岡浩一朗（2006）．行動変容の準備性のステージに応じた効果的な支援　おはよう21, **17**, 44-49.
Stevinson, C. D. & Biddle, S. J. H (1999). Cognitive strategies in running: A response to Masters and Ogles (1998). *The Sport Psychologist*, **13**, 235-236.
高井和夫（2000）．長距離走者の認知的方略　体育の科学, **50**, 38-44.
徳永幹雄・橋本公雄（2000）．心理的競技能力診断検査（DIPCA.3）　トーヨーフィジカル

第6章

Ainsworth, M. D. S., Blehar, M. C., Waters, E., & Wall, S. (1978). *Patterns of attachment: A psychological study of the Strange Situation*. Hillsdale, NJ: Lawrence Erlbaum.
Bartholomew, K., & Horowitz, L. M. (1991). Attachment styles among young adults: A test of a four-category model. *Journal of Personality and Social Psychology*, **61**, 226-244.
Bowlby, J. (1969/2000). *Attachment and loss, Vol. 1: Attachment*. New York: Basic Books.
Bowlby, J. (1973/2000). *Attachment and loss, Vol. 2: Separation: Anxiety and anger*. New York: Basic Books.
Fantz, R. L. (1963). Pattern vision in newborn infants. *Science*, **140**, 296-297.
Feeney, J. A. (1995). Adult attachment and emotional control. *Personal Relationships*, **2**, 143-159.
Feeney, J. A. (1999). Adult attachment, emotional control, and marital satisfaction. *Personal Relationships*, **6**, 169-185.
Hazan, C., & Shaver, P. R. (1987). Romantic love conceptualized as an attachment process. *Journal of Personality and Social Psychology*, **52**, 511-524.
北川恵（2008）．The circle of securityにおけるイメージの活用―アタッチメント研究と臨床実践の橋渡し，専門家と養育者の橋渡し　藤原勝紀・皆藤章・田中康裕（編）　心理臨床における臨床イメージ体験　創元社　pp.463-473.
Shaver, P. R., & Hazan, C. (1988). A biased overview of the study of love. *Journal of Social and Personal Relationships*, **5**, 473-501.
Shaver, P. R., Schachner, D. A., & Mikulincer. M. (2005). Attachment style, excessive reassurance seeking, re-

lationship processes, and depression. *Personality and Social Psychology Bulletin*, **31**, 343-359.
第7章
Cairns, R. B., & Cairns, B. D. (1994). *Lifelines and risks: Pathways of youth in our time*. New York: Cambridge University Press.
金山元春・後藤吉道・佐藤正二（2000）．児童の孤独感低減に及ぼす学級単位の集団社会的スキル訓練の効果　行動療法研究, **26**, 83-95.
Kochenderfer, B. J., & Ladd, G. W. (1996). Peer victimization: Cause or consequence of school maladjustment? *Child Development*, **67**, 1305-1317.
Ladd, G. W., & Mize, J. (1983). A cognitive-social learning model of social-skill training. *Psychological Review*, **90**, 127-157.
Michelson, L., Sugai, D. P., Wood, R. P., & Kazdin, A. (1983). *Social skills assessment and training with children*. New York: Plenum Press.
大対香奈子・松見淳子（2007）．幼児の他者視点取得，感情表出の統制，および対人問題解決から予測される幼児の社会的スキルの評価　社会心理学研究, **22**, 223-233.
Rubin, K. H., Chen, X., McDougall, P., Bowker, A., & McKinnon, J. (1995). The Waterloo Longitudinal Project: Predicting internalizing and externalizing problems in adolescence. *Development and Psychopathology*, **7**, 751-764.
佐藤正二（2006）．子どもの SST の考え方．佐藤正二・佐藤容子（編）学校における SST 実践ガイド：子どもの対人スキル指導　金剛出版　pp.11-27
佐藤正二・立元真（1999）．児童生徒の対人関係と社会的適応・予防的介入　教育心理学年報, **38**, 51-63.
高下洋之・杉山雅彦（1993）．不登校を伴う社会的引きこもり児に関する社会的スキル訓練　特殊教育学研究, **31**, 1-11.
内田伸子（1992）．子どもは感情表出を制御できるか—幼児期における展示ルール（display rule）の発達—　平成2, 3年度科学研究費補助金（一般B）研究成果報告書, 6-25.

第8章
Dakof, G. A. & Taylor, S. E. (1990). Victims' perceptions of social support: What is helpful from whom? *Journal of Personality and Social Psychology*, **58**, 80-89.
Feeney, B. C. (2004). A secure base: Responsive support of goal strivings and exploration in adult intimate relationships. *Journal of Personality and Social Psychology*, **87**, 631-648.
Holtzworth-Munroe, A. & Hutchinson, G. (1993). Attributing negative intent to wife behavior: The attributions of maritally violent versus nonviolent men. *Journal of Abnormal Psychology*, **102**, 206-211.
McNulty, J. K., O'Mara, E. M., & Karney, B. R. (2008). Benevolent cognitions as a strategy of relationship maintenance: "Don't sweat the small stuff"....But it is not all small stuff. *Journal of Personality and Social Psychology*, **94**, 631-646.
O'Leary, K. D., Malone, J., & Tyree, A. (1994). Physical aggression in early marriage: Prerelationship and relationship effects. *Journal of Consulting and Clinical Psychology*, **62**, 594-602.
Pape, K. T. & Arias, I. (1995). Control, coping, and victimization in dating relationships. *Violence and Victims*, **10**, 43-54.
相馬敏彦（2006）．親密な関係の光と影　金政祐司・石盛真徳（編）わたしから社会へ広がる心理学　北樹出版　pp.62-85.
相馬敏彦・浦光博（2007）．恋愛関係は関係外部からのソーシャル・サポート取得を抑制するか—サポート取得の排他性に及ぼす関係性の違いと一般的信頼感の影響—　実験社会心理学研究, **46**, 13-25.
Törnborom, K. Y. & Nillson, B. O. (1993). The effect of matching resources to source on their perceived importance and sufficiency. In K. J. Gergen, M. S. Greenberg, & R. H. Willis, (Eds.), *Social exchange: Advances*

in theory and research Social Exchange. New York: Plenum Press, pp.81-96.
浦光博（1992）．支えあう人と人　サイエンス社
Walker, L. E. (1979). *The battered woman.* New York: Harpercollins（斉藤学（監訳）(1997). バタードウーマン─虐待される妻たち─　金剛出版）
Winkel, F. W. & Denkers, A. (1995). Crime victims and their social network: A field study on the cognitive effects of victimisation, attributional responses and the victim-blaming model. *International Review of Victimology*, **3**, 309-322.
山内桂子・山内隆久（2005）．医療事故─なぜ起こるのか，どうすれば防げるのか　朝日新聞社

第9章

相川充（2000）．人づきあいの技術─社会的スキルの心理学　サイエンス社
Archer, D. (1980). *How to expand your S.I.Q.: Social Intelligence Quotient.* New York: M. Evans & Company. （アーチャー, D., 工藤力・市村英次（訳）(1988). ボディ・ランゲージ解読法　誠信書房）
Baron-Cohen, S. (1995). *Mindblindness: An essay on autism and theory of mind.* Cambridge, MA: MIT Press. （バロン＝コーエン, S., 長野敬・長畑正道・今野義孝（訳）(2002). 自閉症とマインド・ブラインドネス　青土社）
大坊郁夫（1998）．しぐさのコミュニケーション─人は親しみをどう伝えあうか　サイエンス社
Ekman, P. (1985). *Telling lies: Clues to deceit in the market place, politics, and marriages.* New York: W. W. Norton & Company.（エクマン, P., 工藤力（訳編）(1992). 暴かれる嘘─虚偽を見破る対人学　誠信書房）
Granovetter, M. (1978). Threshold models of collective behavior. *American Journal of Sociology*, **83**, 1420-1433.
Hall, J. A., & Bernieri, F. J. (2001). *Interpersonal sensitivity: Theory and measurement.* Mahwah, NJ: Lawrence Erlbaum Associates.
木村昌紀（2008）．コミュニケーションの内と外─対人コミュニケーションの行為者と観察者　繊維製品消費科学，**49**, 388-394.
子安増生（2000）．心の理論─心を読む心の科学　岩波書店
Milgram, S. (1974). *Obedience to authority.* New York: Harper Perennial.（ミルグラム, S., 岸田秀（訳）(1975). 服従の心理　河出書房新社）
Packer, D. J. (2008). Identifying systematic disobedience in Milgram's obedience experiments: A meta-analytic review. *Perspectives on Psychological Science*, **3**, 301-304.
Premack, D., & Woodruff, G. (1978). Does the chimpanzee have a theory of mind? *Behavioral and Brain Sciences*, **1**, 515-526.
Taylor, S. E. (1989). *Positive illusions.* New York: Basic Books.（テイラー, S. E., 宮崎茂子（訳）(1998). それでも人は楽天的な方がいい　日本教文社）
Wimmer, H., & Perner, J. (1983). Beliefs about beliefs: Representation and constraining function of wrong beliefs in young children's understanding deception. *Cognition*, **13**, 103-128.
山本七平（1983）．「空気」の研究　文春文庫

第10章

Linehan M. M. (1993). *Skills training manual for treating borderline personality disorder.* New York: Guilford Press.（小野和哉（監訳）(2007). 弁証法的行動療法実践マニュアル──境界性パーソナリティ障害へのあたらしいアプローチ　金剛出版）
McLeod J. (1997). *Narrative and psychotherapy.* London: Sage.（下山晴彦（監訳），野村晴夫（訳）(2007). 物語りとしての心理療法──ナラティヴ・セラピィの魅力　誠信書房）
Neimeyer R. A. (2001). *Meaning reconstruction and the experience of loss.* Washington DC: American Psychological Association.（富田拓郎・菊池安希子（監訳）(2007). 喪失と悲嘆の心理療法──構成主義からみた意味の探求　金剛出版）

O'Hanlon, B. (2003). *A guide to inclusive therapy: 26 methods of respectful, resistance-dissolving therapy.* New York: W.W. Norton（宮田敬一（監訳），菊池悌一郎・青木みのり（訳）インクルーシブセラピー──敬意に満ちた態度でクライエントの抵抗を解消する26の方法　二瓶社）

O'Hanlon, B. (2006). *Change 101: A practical guide to creating change in life or therapy.* New York: W.W. Norton（串崎真志（監訳）近刊　変化の第一歩　金剛出版）

Segal, A. V., Williams, J. M. G. & Teasdale J. D. (2002). *Mindfulness-based cognitive therapy for depression: A new approach to preventing relapse.* New York: Guilford Press.（越川房子（監訳）(2007). マインドフルネス認知療法──うつを予防する新しいアプローチ　北大路書房）

Stern D. N. (2004). *The present moment in psychotherapy and everyday life.* New York: W.W. Noton.（奥寺崇（監訳），津島豊美（訳）(2007). プレゼントモーメント──精神療法と日常生活における現在の瞬間　岩崎学術出版社）

Terr, L. (2008). *Magical moments of change: How psychotherapy turns kids around.* New York: W.W. Norton.

第11章

Asch, S. E. (1951). Effects of group pressure upon the modification and distortion of judgments. In H. Guetzkow (Ed.), *Groups, leadership and men.* Pittsburgh: Carnegie Press. pp.133-175.

Dickinson, T. L., & McIntyre, R. M. (1997). A conceptual framework for teamwork measurement. In M. T. Brannick, E. Salas,& C. Prince. (Eds), *Team performance assessment and measurement: Theory, methods, and applications.* Mahwah, NJ: Lawrence Erlbaum Associates. pp.19-43.

Fiedler, F. E. (1978). The contingency model and the dynamics of the leadership process. In L. Berkowitz (Ed.), *Advances in Experimental Social Psychology, Vol. 11.* New York: Academic Press, pp.209-225.

Forsyth, D. R. (2006). *Group Dynamics.* 4th Ed. Belmont, CA: Thomson Higher Education.

Janis, I. L. (1972). *Victims of Groupthink.* Boston: Houghton Mifflin.

Moscovici, S., & Zavalloni, M. (1969). The group as a polarizer of attitudes. *Journal of Personality and Social Psychology,* **12**, 125-135.

三隅二不二（1984）．リーダーシップ行動の科学（改訂版）　有斐閣

大坪庸介・島田康弘・森永今日子・三沢良（2003）．医療機関における地位格差とコミュニケーションの問題──質問紙調査による検討　実験社会心理学研究，**43**, 85-91.

Sasou, K., & Reason, J. (1999). Team errors: Definition and taxonomy. *Reliability Engineering and System Safety,* **65**, 1-9.

Sherif, M. (1936). *The Psychology of Social Norms.* New York: Harper & Row.

Steiner, I. D. (1972). *Group Process and Productivity.* New York: Academic Press.

Tuckman, B. W. (1965). Developmental sequences in small groups. *Psychological Bulletin,* **63**, 384-399.

Tuckman, B. W., & Jensen, M. C. (1977). Stages of small-group development revised. *Group and Organizational Studies,* **2**, 419-427.

山内桂子・山口裕幸（2006）．コミュニケーションとヒューマンエラー　大山　正・丸山康則（編）　事例で学ぶヒューマンエラー──そのメカニズムと安全対策　pp.48-95.

第12章

Dunbar, R. I. M. (1993). Coevolution of neocortex size, group size and language in humans. *Behavioral and Brain Sciences,* **16**, 681-735.

Granovetter, M. S. (1973). The strength of weak ties. *American Journal of Sociology,* **78**, 1360-1380.

池田謙一（2000）．コミュニケーション　東京大学出版会

Kawachi, I., & Kennedy, B. P. (2002). *The health of nations: Why inequality is harmful to your health.* New Press.（西信雄・高尾総司・中山健夫監（訳）　社会疫学研究会（訳）（2004）．不平等が健康を損なう　日本評論社）

小林哲郎・池田謙一（2007）．若年層の社会化過程における携帯メール利用の効果：パーソナル・ネットワークの同質性・異質性と寛容性に注目して　社会心理学研究，**23**, 82-94.
Kraut, R., Kiesler, S., Boneva, B., Cummings, J., Helgeson, V., & Crawford, A. (2002). Internet paradox revisited. *Journal of Social Issues*, **58**, 49-74.
Kraut, R., Patterson, M., Lundmark, V., Kiesler, S., Mukophadhyay, T., & Scherlis, W. (1998). Internet paradox: A social technology that reduces social involvement and psychological well-being? *American Psychologist*, **53**, 1017-1031.
Kruger, J., Epley, N., Parker, J., & Ng, Z. W. (2005). Egocentrism over e-mail: Can we communicate as well as we think? *Journal of Personality and Social Psychology*, **89**, 925-936.
Marsden, P. V., & Campbell, K. E. (1984). Measuring tie strength. *Social Forces*, **63**, 482-501.
松田美佐（2000）．若者の友人関係と携帯電話利用―関係希薄化論から選択的関係論へ　社会情報学研究，**4**, 111-122.
ネプロジャパン・ネプロアイティ（2008）．モバイルレポート（58）：携帯と親子関係II 〈http://www.nepro.jp/jp/mobile/2008/58/index.html〉（2008年9月4日）
Smith, A., & Williams, K. D. (2004). R U There? Effects of ostracism by cell phone messages. *Group Dynamics: Theory, Research, and Practice*, **8**, 291-301.
Twenge, J. M., Baumeister, R. F., Tice, D. M., & Stucke, T. S. (2001). If you can't join them, beat them: Effects of social exclusion on aggressive behavior. *Journal of Personality and Social Psychology*, **81**, 1058-1069.
浦光博（1992）．支えあう人と人：ソーシャル・サポートの社会心理学　サイエンス社

第13章

藤森和美（1997）．災害被災者の精神健康と回復への援助　松井豊（編）悲嘆の心理　サイエンス社 pp.185-202.
兵庫県精神保健協会こころのケアセンター（1999）．非常事態ストレスと災害救援者の健康状態に関する調査研究報告書
兵庫県精神保健協会こころのケアセンター（2000）．災害救援者の心理的影響に関する調査研究報告書
城仁士（1996）．被災者の心理的ストレスと不安　城仁士・杉万俊夫・渥美公秀・小花和尚子（編）心理学者がみた阪神大震災―こころのケアとボランティア　ナカニシヤ出版　pp.93-123.
川崎ナヲミ（1997）．雲仙普賢岳災害の長期精神保健対策　教育と医学，**45**, 728-736.
Kessler, R. C., Sonnega, A., Bromet, E., Hughes, M.,& Nelson, C.B. (1995). Posttraumatic stress desorder in the National Comorbidity Survey. *Archives of General Psychiatry*, **52**, 1048-1060.
松井豊・浦光博（1998）．人を支える心の科学　誠信書房
松井豊（2005）．惨事ストレスへのケア　ブレーン出版
Pennebaker, J.W. (1989). Confession, inhibition, and disease. *Advances in Experimental Social Psychology*, **22**, 211-244.
Raphael, B. (1986). *When disaster strikes: How individuals and communities cope with catastrophe*. New York: Basic Books.（ラファエル・B　石丸正（訳）（1989）．災害の襲うとき　カタストロフィの精神医学　みすず書房）
Wettenhall, R. L. (1975). *Bushfire disaster: An Australian community in crisis*. Sydney: Angus Criminology.

第14章

George, C., & Solomon, J. (1999). Attachment and careiving: The caregiving behavioral system. In J. Cassidy & P. R. Shaver (Eds.), *Handbook of Attachment: Theory, research, and clinical applications*. New York: The Guilford Press, pp.649-670.
原田正文（2005）．児童虐待発生要因の構造分析と地域における効果予防方法の開発　平成16年度厚生労働科学研究（子ども家庭総合研究事業）報告書『児童虐待発生要因の解明と児童虐待への地域における予防的支援方

法の開発に関する研究』主任研究者：服部祥子
ヘネシー澄子（2006）．気になる子理解できるケアできる　学習研究社
鯨岡峻（1999）．関係発達論の構築：間主観的アプローチによる　ミネルヴァ書房
Morton, N., & Browne, K.D. (1998). Theory and observation of attachment and its relation to child maltreatment: A review. *Child Abuse and Neglect,* **22**(11), 1093-1104.
Phelps, J., Belsky, J., & Crnic, K. (1998). Earned security, daily stress, and parenting: A comparison of five alternative models. *Development and Psychopathology,* **10**, 21-38.
酒井佐枝子・加藤寛（2007）．養育者の対人関係の持ち方が虐待傾向に及ぼす影響──子ども虐待予防に必要な視点を考える　トラウマティック・ストレス，**5**(2), 157-165.
田村立・遠藤太郎・染矢俊幸（2006）．虐待が脳に及ぼす影響　精神医学 **48**(7), 724-732.
厚生労働省（2006）．平成18年度児童相談所における児童虐待相談対応件数等　平成18年度社会福祉行政業務報告　子ども・子育て　児童虐待防止対策・DV防止対策　2008年7月4日〈http://www.mhlw.go.jp/bunya/kodomo/dv16/index.html〉（2008年7月7日）
警察庁生活安全局少年課（2007）．少年非行等の概要（平成19年1～12月）　警察庁生活安全の確保 2008年7月25日〈http://www.npa.go.jp/safetylife/syonen34/20070215.pdf〉（2008年7月28日）

第 15 章

Cohen, L. E., & Felson, M. (1979). Social change and crime rate trends: A routine activity approach. *American Sociological Review,* **44**, 588-608.
Dawes, R. M. (1980). Social dilemmas. *Annual Review of Psychology,* **31**, 169-193.
Hardin, G. (1968). The tragedy of the commons. *Science,* **162**, 1243-1248.
林幸史・岡本卓也・藤原武弘（2008）．写真投影法による危険認知の把握（1）：大人の目に映る，子どもの危険，日本グループダイナミックス学会第55回大会発表論文集，208-209.
平川忠敏（2007）．エンパワメント　植村勝彦（編）コミュニティ心理学入門　ナカニシヤ出版 pp.141-159.
広瀬幸雄（1995）．環境と消費の社会心理学：共益と私益のジレンマ　名古屋大学出版会
Lewis, D. A., & Maxfield, M. G. (1980). Fear in neighborhoods: An investigation of the impact of crime. *Journal of Research in Crime and Delinquency,* **23**, 160-189.
McMillan, D. W., & Chavis, D. M. (1986). Sense of community: A definition and theory. *Journal of Community Psychology,* **14**, 6-23.
西川正之（2000）．近隣社会における援助とサポート　高木修（監修）援助とサポートの社会心理学　北大路書房　pp.52-61.
野波寛・加藤潤三・池内裕美・小杉考司（2002）．共有財としての河川に対する環境団体員と一般住民の集合行為：個人行動と集団行動の規定因　社会心理学研究，**17**, 123-135.
岡本卓也・林幸史・藤原武弘（2008）．写真投影法による危険認知の把握（2）：子どもにとって怖いもの，危険なもの，日本グループダイナミックス学会第55回大会発表論文集，210-211.
Rosenbaum, D. (1988). Community crime prevention: A review and synthesis of the literature. *Jusice Quarterly,* **5**, 323-395.
笹尾敏明（2006）．コミュニティ感覚　植村勝彦・高畠克子・箕口雅博・原裕視・久田満（編）よくわかるコミュニティ心理学　ミネルヴァ書房 pp.58-61.
塩原勉（編）(1989)．資源動員と組織戦略：運動論の新パラダイム　新曜社
田中尚輝（1998）．ボランティアの時代：NPOが社会を変える　岩波書店
植村勝彦（2006）．コミュニティの概念　植村勝彦・高畠克子・箕口雅博・原裕視・久田満（編）よくわかるコミュニティ心理学　ミネルヴァ書房 pp.2-5.
Wilson, J. Q., & Kelling, G. L. (1982). Broken Windows: The police and neighborhood safety. *Atlantic Monthly,* **249**, 29-38.

索　引

あ　行

愛着関係　70
愛着スタイル　74
愛着理論　70
（保護を）与える　165
安心感　73
安全基地　74, 96
安全な避難所　73, 96
安定型　75
安定的な愛着　75
アンビバレント型　75
意思決定バランス　65
異質性　138
一次的評価　26
一次予防　19
医療評価研究（Medical Outcome Study）　54
インクルーシブセラピー　115
インターネット・パドックス　145
インフォーマルな社会的ネットワーク　138
IMPROVEスキル　119
嘘　106
エビデンス　47
エビデンス・ベースト・メディスン（Evidence Based Medicine：EBM）　47
M機能　131
エンパワメント　182
エンプティチェア　116
オペラント条件づけ　86
親になる　164

か　行

外傷後ストレス障害　153
外傷体験　152
回避型　75
解離　152
過覚醒　153
覚醒亢進　153
環境　171
関係性高揚　37

関係的コミュニティ　171
関係不安　78
監視者の不在　172
間主観的意識　117
感情　59
寛容性　138
規範的影響　127
基本感情　84
客我　32
虐待の世代間伝達　166
虐待の抑止力　165
急性ストレス障害　153
急性ストレス反応　152
強化・フィードバック　91
教示　90
協力行動　173
近接性の探索　73
クオリティ・オブ・ライフ　46, 53
群集　124
計量心理学（Psychometrics）　56
健康関連QOL　55
健康関連QOL評価尺度　56
健康習慣　17
健康心理学　15
健康日本21　13
現在の瞬間　118
後続刺激　86
行動　86
行動変容認知ステージモデル　64
行動リハーサル　90
コーチング法　90
心の理論　105
子育ち（子が育つ過程）　160
5年生存率　54
コミュニティ感覚　180
孤立　167
孤立無援　162

さ　行

斉一性への圧力　126

災害後のユートピア　148
災害症候群　150
再体験　152
三項随伴性　86
惨事ストレス　155
三次予防　19
CMC（Computer-Mediated Communication）　141
資源　139
自己
　　――への信念や期待　76
　　知られる――　32
　　知る――　32
自己開示　154
自己概念　32
自己確証動機　34
自己高揚傾向　37
自己高揚動機　34
自己査定動機　33
自己中心性　144
自己卑下　37
自己評価　33
自尊心　33
社会的絆　41
社会的自己　33
社会的ジレンマ　173
社会的スキル　86
社会的スキル訓練　90
社会的手抜き　129
社会的ネットワーク　137, 172, 181
社会的排斥　142
集合　124
集団　124
集団意思決定　129
集団規範　125
集団凝集性　125
集団思考　130
集団発達の5段階モデル　127
集団分極化　130
住民参加　180
主我　32
受療行動　52
状況即応モデル　131
情緒的サポート　93
情動焦点型対処　29

情報縁　142
情報的影響　126
所属仮説　41
所属欲求　41
新生児微笑　70
身体活動　59
心的外傷体験　162
侵入　152
親密性回避　78
ストレイン　22
ストレス反応　22
ストレッサー　22, 150
ストレンジ・シチュエーション法　75
精神的自己　33
成人の愛着理論　77
生物医学モデル　13
生物心理社会モデル　13
生理的早産　72
世界保健機関　12
セルフ・エフィカシー　65
先行刺激　86
潜在的加害者　171
潜在的被害者　171
選択的関係論　142
相互依存的　39
相互協調的自己観　39
相互作用　70
相互独立的　39
相互独立的自己観　39
ソーシャル・サポート　28, 93, 153
ソシオメーター　41

た　行

対人感受性　103
タイプAパタン　18
多幸症段階　148
他者への信念や期待　76
地域の荒廃　172
チーム医療　135
チームエラー　135
チームワーク　132
チームワーク要素モデル　133
紐帯の強さ　139
朝食に関する面接　118

調整の損失　129
地理的コミュニティ　170
強い紐帯　139
抵抗期　23
デブリーフィング　156
動機づけの損失　129
道具的サポート　93
同質性　138
同調　109
トラウマ　162
トランスセオレティカル・モデル　64

な　行

内的作業モデル　76
二次的評価　27
二次予防　19
日常苛立ち事　25
認知的評価　26
認知的方略　61

は　行

汎適応症候群　23
反応警告期　23
反応性愛着障害　163
PM型　131
PM理論　131
P機能　131
非協力行動　173
微小分析面接　118
悲嘆療法　116
人と医療のつきあい方（受療行動）　52
披はい期　24
不安定な愛着　75
フォーマルな社会的ネットワーク　137
物質的自己　33
ブラインド化　49
プラシーボ　48
プラシーボ効果　49
フラッシュバック　152
ブレスロー　17
プロセス・ロス　129
分離不安　73
ペースト　47
ヘルスプロモーション　20

弁証法的行動療法　119
変容プロセス　65
暴力のサイクル理論　101
ホームズ　24
保護　165
　──に対する姿勢　165
ポジティブ心理学　20

ま　行

マインドフルネス認知療法　113
無作為化比較試験（Randomized Control Trial: RCT）　47
メタアナリシス　50
メディスン　47
メンタルトレーニング　66
盲検化　49
モデリング　90
（保護を）求める　165
問題焦点型対処　28

や・ら・わ行

予防　19
弱い紐帯　140
　──の強さ　140
ライフイベント理論　25
レイ　24
レーズン・エクササイズ　113
悪い知らせ（Bad news）　51

■■■ 執筆者紹介(執筆順) ■■■

①著書等 ②読者への一言（もしくは執筆の感想）

大竹　恵子（おおたけ　けいこ）第1章，編者　奥付編著者紹介参照

加藤　司（かとう　つかさ）第2章
関西学院文学研究科心理学専攻博士課程後期課程修了，現在東洋大学社会学部准教授
①なし　②ひとに意見できるほど，優れた人物ではないので，ノーコメント。

小林　知博（こばやし　ちひろ）第3章
大阪大学大学院人間科学研究科博士後期課程単位取得退学　博士（人間科学），現在神戸女学院大学人間科学部准教授
①基礎から学ぶ　心理学・臨床心理学（共編著）北大路書房 2009，現代社会の人間関係（分担執筆）北大路書房 2009，よくわかる社会心理学（分担執筆）ミネルヴァ書房 2007，認知の社会心理学（分担執筆）北樹出版 2004，行動科学への招待（分担執筆）福村出版 2001
②卒論・修論・博論でもなかったほどの「赤」を原稿に入れられました。今までいろいろな編者の先生方と仕事をしてきましたが，これほど熱く厳しい編者は初めてです。それだけ興味深い本に仕上がっているはず……（笑）。

平井　啓（ひらい　けい）第4章
大阪大学大学院人間科学研究科博士後期課程退学　博士（人間科学），現在大阪大学コミュニケーションデザイン・センター　大学院人間科学研究科　医学系研究科　助教
①医療心理学の新展開（分担執筆）北大路書房 2008，はじめての質的研究法［医療・看護編］（分担執筆）東京図書 2007，Discrimination between worry and anxiety among cancer patients: development of a brief cancer-related worry inventory. *Psychooncology* 17 (12): 1172-9, 2008（共著），Psychological and behavioral mechanisms influencing the use of complementary and alternative medicine (CAM) in cancer patients. *Ann Oncol* 19: 49-55, 2008（共著），Good death in Japanese cancer care: a qualitative study. *Journal of Pain and Symptom Management*, 31(2): 140-147, 2006（共著）
②人のいるところには必ず「心理学」があります。なかなか明快な答えはえられませんが，絶えずいろんな「心理学」に関心を持ち続けることが大切だと思います。

荒井　弘和（あらい　ひろかず）第5章
早稲田大学大学院人間科学研究科博士後期課程修了　博士（人間科学），現在法政大学文学部心理学科専任講師
①最新スポーツ心理学（分担執筆）大修館書店 2004，最新スポーツ科学事典（分担執筆）平凡社 2006，最新スポーツ心理学大事典（分担執筆），身体活動の健康心理学（分担訳）大修館書店 2005，高齢者の運動と行動変容（分担訳）ブックハウス・エイチディ 2005
②身体を動かすことを通じて，身体も，心も，社会も，健康になってほしいと思います。心理学が染み渡ることで世界が良くなるよう，この本を読んでくれる皆さんとともに，私

も地味に地道に，実践と研究を続けていきたいと思っています。

金政　祐司（かねまさ　ゆうじ）第6章，編者　奥付編著者紹介参照

大対　香奈子（おおつい　かなこ）第7章
関西学院大学大学院文学研究科心理学専攻博士課程後期課程修了　博士（心理学），現在近畿大学総合社会学部心理系専攻講師
①Psychology in Japan. The Handbook of International Psychology, Brunner-Routledge pp.193-210, 2004（共著），行動療法を生かした支援の実際（分担執筆）東洋館出版社 2007, K.G. りぶれっと No.17　臨床心理科学研究のフロンティア（共著）関西学院大学出版会 2007
②社会的スキルは「自然と身につけるもの」と一般的には考えられることが多いですが，「自然と」の中にはたくさんのエッセンスが含まれていることをこの章から感じていただければ幸いです。

相馬　敏彦（そうま　としひこ）第8章
広島大学大学院生物圏科学研究科博士後期課程生物圏共存科学専攻修了，現在広島大学大学院社会科学研究科マネジメント専攻准教授
①対人関係のダークサイド（分担執筆）北大路書房 2008, How do shy people expand their social networks?: Using social surrogates as a strategy to expand one's network. *Asian Journal of Social Psychology*. Vol. 11: 67-74, 2008（共著），親密な関係における特別観が当事者たちの協調的・非協調的志向性に及ぼす影響（共著）実験社会心理学研究（印刷中）
②つくづく締め切りのありがたみを知る。今回も，初稿の締め切りは盆休み前だったので，盆休み期間中にしっかりと書きあげて盆休み後に送ることができました。

木村　昌紀（きむら　まさのり）第9章
大阪大学大学院人間科学研究科　博士後期課程修了　博士（人間科学），神戸学院大学人文学部講師
①社会的スキル向上を目指す対人コミュニケーション（分担執筆）ナカニシヤ出版 2005, 感情研究の新展開（分担執筆）ナカニシヤ出版 2006
②毎日の暮らしで，人間関係の雲行きがあやしくなることも時々あります。そんな時に，読者の皆さんが晴れ間を見つけるためのヒントになれば嬉しいです。

串崎　真志（くしざき　まさし）第10章
大阪大学大学院人間科学研究科博士後期課程修了　博士（人間科学），現在関西大学文学部准教授
①成人のアタッチメント（共監訳）北大路書房 2008, 地域実践心理学／実践編（共編著）ナカニシヤ出版 2005, 研究論文で学ぶ臨床心理学（共編著）ナカニシヤ出版 2006, 短期遊戯療法の実際（共訳）創元社 2004, 悩みとつきあおう　岩波書店 2004
②とっておきの話題満載。お好きな章からどうぞ。

三沢　　良（みさわ　りょう）第11章
九州大学大学院人間環境学府博士後期課程単位修得退学　博士（心理学），現在㈶電力中央研究所ヒューマンファクター研究センター主任研究員
①『よくわかる産業・組織心理学』（分担執筆）ミネルヴァ書房2007，看護師チームのチームワーク測定尺度の作成（共著）社会心理学研究24, 2009
②水を得た魚のように，自分を生かせる集団に出会えますように。

五十嵐　祐（いがらし　たすく）第12章
名古屋大学大学院教育発達科学研究科博士後期課程修了　博士（心理学），現在北海学園大学経営学部准教授
①インターネット心理学のフロンティア（分担執筆）誠信書房2009
②人々のつながりは，人のこころと同じように，私たちの目には直接見えません。この本を通じて，見えないものに向き合うためのさまざまなヒントをつかんでいただければ幸いです。

畑中　美穂（はたなか　みほ）第13章
筑波大学大学院博士課程心理学研究科修了　博士（心理学），現在名城大学人間学部助教
①惨事ストレスへのケア（分担執筆）ブレーン出版2005，対人関係と適応の心理学（分担執筆）北大路書房2006，親密な関係のダークサイド（分担訳）北大路書房2008，
②編者のお二人と福田さん（北樹出版）の温かいコメントとサポートに心より感謝いたします。

酒井　佐枝子（さかい　さえこ）第14章
大阪大学大学院人間科学研究科博士後期課程単位修得退学　博士（人間科学），現在大阪大学大学院　大阪大学・金沢大学・浜松医科大学連合小児発達学研究科専任講師
①ノーバディーズ・パーフェクト活用の手引き（分担執筆）ドメス出版2003，関係性における暴力（分担執筆）岩崎学術出版社2008
②自分・人・環境について，またこれから遭遇するかもしれないさまざまなことについて思いを馳せる際，この本の内容が何かこころにふれることがあれば幸いです。

加藤　潤三（かとう　じゅんぞう）第15章
関西学院大学大学院社会学研究科博士課程後期課程社会学専攻単位取得退学　博士（社会学），現在琉球大学法文学部人間科学科人間行動専攻課程講師
①人間関係のゲーミング・シミュレーション（分担執筆）北大路書房2007，社会心理学（分担執筆）晃洋書房2008，地域焦点型目標意図と問題焦点型目標意図が環境配慮行動に及ぼす影響（共著）社会心理学研究第**20**(2), 134-143, 2004，集団説得による農家の濁水削減行動の促進：地域レベルの環境問題解決に向けた実践的アプローチ（共著）コミュニティ心理学研究**11**(1), 90-106, 2007
②この本を書くにあたり，改めて自分の住んでいる地域，自分の働いている地域を歩き回ってみました。「ほ～」と感心したり，「これはちょっと…」と疑問や不安を感じたり。たくさんの再発見をしました。読者の皆さんも本を片手に地域を歩き回ってはいかがですか？

編著者紹介 （①著書等　②読者への一言）

金政　祐司

大阪大学大学院人間科学研究科人間科学専攻博士課程退学　博士（人間科学），現在追手門学院大学心理学部心理学科准教授

①わたしから社会へ広がる心理学（共編著）北樹出版 2006，成人のアタッチメント（共監訳）北大路書房 2008，男と女の対人心理学（分担執筆）北大路書房 2005，イラストレート恋愛心理学（分担執筆）誠心書房 2006，よくわかる心理学（分担執筆）ミネルヴァ書房 2009，史上最強図解　よくわかる恋愛心理学（共著）ナツメ社 2010

②心理学はおもしろい！　はずです。この本を読んで少しでもそう思ってくれる方がいらっしゃったら執筆者冥利に尽きます。この本で心理学を楽しく学んでいただけたら幸いです。

大竹　恵子

神戸女学院大学大学院人間科学研究科博士後期課程修了　博士（人間科学），現在関西学院大学文学部総合心理科学科教授

①女性の健康心理学（単著）ナカニシヤ出版 2004，ストレスマネジメント実践マニュアル（分担執筆）北大路書房 2004，チェンジング・フォー・グッド（共訳）法研 2005，心理学・臨床心理学　入門ゼミナール（分担執筆）北大路書房 2006，ポジティブ心理学（分担執筆）ナカニシヤ出版 2006

②この本を通して，さまざまな「こころ」に気づき，それらを大切に，そして少しでも健康や幸せを考えるチャンスにしていただけると幸いです。

　　　健康とくらしに役立つ心理学

　　　2009年4月1日　初版第1刷発行
　　　2011年4月15日　初版第2刷発行

・定価はカバーに表示

編著者　金政祐司
　　　　大竹恵子

発行者　木村哲也

印刷　恵友社／製本　川島製本

発行所　株式会社　北樹出版
URL:http://www.hokuju.jp

〒153-0061　東京都目黒区中目黒1-2-6　電話　（03）3715-1525（代表）
　　　　　　　　　　　　　　　　　　FAX　（03）5720-1488
　　　　　　　　　　　　　　　　　　振替　00150-5-173206

Ⓒ Yuji Kanemasa & Keiko Otake 2009, Printed in Japan
ISBN 978-4-7793-0170-4
（落丁・乱丁の場合はお取り替えします）